大人のADHDワークブック

著
ラッセル・A・バークレー
クリスティン・M・ベントン

訳
山藤奈穂子

星和書店

Taking Charge of Adult ADHD

by
Russell A. Barkley, PhD
with
Christine M. Benton

Translated from English
by
Naoko Yamafuji
Partly with Asami Kurosawa

English Edition Copyright ©2010 by The Guilford Press,
A Division of Guilford Publications, Inc.
Japanese Edition Copyright ©2015 by Seiwa Shoten Publishers, Tokyo

はじめに

この本は次のような方のためのものです。

- ADHD（注意欠如・多動症）の診断を受けた大人の方
- 小さいころにADHDの診断を受け、大人になったいまもその症状がある方
- 自分はADHDなのではないかと思う方──以下のことがあてはまる方
  - 集中できない
  - 注意が散漫になりやすい
  - 片付けられない
  - 計画をうまく立てられない
  - 問題解決をするのが苦手
  - 感情をコントロールするのが難しい

この本は次のような方のお役に立てるでしょう。

- なぜうまくいかないのか、科学的なデータを知りたい
- いちばんいい治療法について知りたい
- 症状を補うための工夫やテクニックについて知りたい
- 自分の強みはなんなのかを知り、それをうまく生かす方法を知りたい

大人もADHDの症状のために苦しみます。子どもだけのものではあり

ません。わたしはこれまで35年以上ADHDについて治療、研究、教育を行ってきました。研究を始めたころ、大人のADHDは存在しないと言われていました。現在では、詳しい調査研究がいくつも行われ、ADHDをもつ子どもの3分の2において、成長後も症状が持続することがわかっています。つまり、大人の4〜5％の人がADHDをもっているのです。北米において1100万人もの人がADHDであるということになります。

　もしあなたがADHDであるなら、あるいはADHDかもしれないと思うなら、この本はまさにあなたのための本です。わたしがこの本を書いたのは、ここ数十年の研究の成果をお伝えし、役立てていただくためです。さまざまな精神疾患や発達障害がありますが、そのなかでもADHDは広く詳しく研究されています。本書でお伝えする情報やアドバイスは、実際にここ100年のあいだに行われた7000以上もの研究に基づくものなのです。

　現在ではADHDがどのようなものであるか、どのような影響を脳に及ぼすのかが、かなりよくわかってきています。ADHDがあるとなぜ日々のことがうまくいかないのかが科学的に明らかとなっているのです。

　とくに、効果的な治療法がわかったことで、多くのADHDの方が、生まれて初めて生き生きと働いたり学んだりできるようになったという体験をしています。本書ではその治療法についても説明しています。また、理論に基づいて、ADHDとはどのようなものかというところから発展して、仕事、家や学校での生活、家族や友人との関係を好転させるためのテクニックをお伝えしたいと思います。これらのテクニックは、ADHDの症状がどのような仕組みで起こるのかという科学的なデータに基づいたものです。このテクニックをつかえば、きっと日々の生活や人間関係がうまくいくことでしょう。あなたはそれだけの価値のある人なのです！

目　次

はじめに　iii

ステップ1　まずはじめに、診断を受けよう！ ……………… 1

第1章　自分はADHDかもしれない？　3

第2章　自分だけで問題をなんとかできる？　13

第3章　どうやって病院を探せばいい？　19

第4章　診断を受けるために必要なもの　22

第5章　診断面接で伝えられること　28

ステップ2　考え方を変える　ADHDについて知り、受け入れる ……………… 45

第6章　自分のADHDについて知る　49

第7章　衝動にあらがう──セルフコントロールの第一歩──　63

第8章　自己コントロール──ほしいものを手に入れるために──　72

第9章　実行機能──自己コントロールをつくりだす力……さらにもっと大切な働きも！──　80

第 10 章　ADHDとはどんなものか、どうすればうまくコントロールできるか　112

第 11 章　ADHDを受け入れる　118

ステップ3　**脳を変える**
　　　　　ADHDをうまくコントロールするための薬物療法 ……… 133

第 12 章　薬物療法を受けたほうがよいのはなぜか　135

第 13 章　中枢神経刺激薬　143

第 14 章　非刺激薬　154

第 15 章　薬物療法の効果　161

ステップ4　**日々の生活を変える**
　　　　　うまくやるためのいつものルール ……………………………… 175

第 16 章　ルール1：ちょっと待て！　178

第 17 章　ルール2：過去を見よう……すると先が見えてくる　184

第 18 章　ルール3：過去の失敗についてつぶやき、これから先の行動についてつぶやこう　188

第 19 章　ルール4：大切な情報を目に見えるようにしよう　194

第 20 章　ルール5：未来を思い描いてやる気をつくれ！　202

第21章　ルール6：小分けにしよう！　209

第22章　ルール7：見えるようにしよう！　触れるようにしよう！
　　　　　　　　　手で動かそう！　217

第23章　ルール8：自分のADHDを笑おう！　223

ステップ5　環境を変える
生活場面でADHDをコントロールする 227

第24章　教育　229

第25章　仕事　243

第26章　お金　263

第27章　人との関係　276

第28章　危険な運転、不健康なライフスタイル　290

第29章　精神疾患の合併　307

第30章　薬物と犯罪　315

訳者あとがき　335

ステップ1
まずはじめに、診断を受けよう！

「時間があっというまに過ぎてしまうんです。他の大人とおなじように、時間をうまくつかうことができないんです」

「ふだんの生活も頭のなかもぐちゃぐちゃです。みんなみたいに手際よく仕事をしたり家事をしたりできないんです」

「思いつくままにちがうことをしたり、新しいことを思いついて飛びついたり。そんなことをしてばかりいるので職場の同僚たちがみんな振り回されてヘトヘトだって言うんです。でも、思いついたらすぐやらずにはいられないんです。だってすぐ行動しないと忘れてしまうから。一度忘れてしまったらもう二度と思い出せませんから……」

「子どものころからじっとしているのは苦手でした。体に力がみなぎっているような感じで、どうしていいかわからないんです。そのせいか、まわりから距離をおかれているような気がして、つらかったです。毎日薬を飲むために保健室に行かなくてはいけないのもいやでした。みんなとおなじようにできなかったから、だれもいっしょに遊んでくれなくなったし。集会のときなんかもおとなしくできるわけがありません。いつもしゃべってばかりでうるさくて（自分ではそうじゃ

ないつもりのときも)、興奮してバカなことばかりして、ヘンなことばかり言うおかしな女の子で、はたで見ている分にはおもしろかったらしいです」

「先週、妻がものすごく腹を立てました。土曜日の朝、わたしは芝の手入れをしようと思って芝刈り機を出したんです。でも燃料がないことに気づいて、車に乗って一番近い店まで行ったんです。そしたら大親友にばったり会ったんです。そいつとわたしはバス釣りにはまってましてね。釣りの道具がもう一式あるから、ちょっと行ってこないかって言うんですよ。わたしは『いいね』って答えて、そいつの車に乗り込んだんです。自分の車はそこにおいていきました。1時間くらい釣りをして、のどが渇いたのでお気に入りの居酒屋に入ってビールを飲んだんです。午後の3時ごろになって店に戻ってくると警察官が来ていました。妻が呼んだんですよ。わたしが芝刈り機の燃料を買いに行ったまま何時間も帰ってこなくて、事故か事件に巻き込まれたんじゃないかと思ったんです。わたしが何をしていたかを聞くと、妻は怒りに怒って、何日も口をきいてくれませんでしたよ！　わたしはこういう人間なんです。その場の勢いに身を任せてしまって、やろうとしていたことを忘れてしまうんですよ。それか、おもしろそうなことがあったら、やるはずだったことをやめて飛んでいってしまうんです」

第1章

自分はADHDかもしれない？

　1〜2ページの人とおなじような経験はありませんか？　これはADHDをもつ大人の経験談です。とくに最初の方の話は、ADHDの核心をついたものです。ADHDをもって大人になると、日常生活のなかで時間をうまくつかえずに苦労します。

　スケジュール通りにものごとを進めようとしても、予定通りにいかず、想定していた時間とずれることがよくあるのではないでしょうか？　時間があまりにも足りなくて、遅刻したり、おろおろしてしまったり、なにをしていいのかわからなくなったりするのではないでしょうか？　締め切りに間に合わず、人と会う約束をすっぽかし、まわりの人をがっかりさせて自己嫌悪になるというのも日常茶飯事でしょう。まわりの人の信用を失い、自分でも自分を信用できず、自分は社会人としてやるべきことができないダメな人間だと思っているのではないでしょうか。

自分にはどんな問題があると思いますか？

　もちろん、時間をうまく管理できない原因はADHDだけではありません。しかし、1〜2ページの人々とおなじようなことに困っているのだとすると、やはりADHDが問題をつくりだしている犯人ではないかと思われます。もしそうなら、改善方法はたくさんあります。

　次のリストに目を通して、あてはまるものにチェックをつけてください。

- ☐ 集中しづらい。
- ☐ 気が散りやすい。
- ☐ 思いついたら行動せずにはいられない。
- ☐ きちんと片付けたり、順番通りにやることが苦手。
- ☐ 落ち着いてゆっくりと考えられない。
- ☐ たくさんのやるべきことがあっていつも忙しい。でもなかなかやり遂げられない。
- ☐ おしゃべりだと言われる。
- ☐ 人の話を聞けない。
- ☐ 人がしゃべっているときやなにかしているときにじゃまをしたり割り込んでしまう。そうしなければよかったと後悔することが多い。
- ☐ 周囲の意見をうのみにしてしまう。
- ☐ 自分がなにを言おうとしていたのかわからなくなることが多い。
- ☐ 自分の頭のなかがいつも忙しく、落ち着かない感じがする。
- ☐ 緊急というほどではないやるべきことを忘れてしまう。

> わたしたちの7年間にわたる研究から、ADHDにはさらに91の症状が含まれることが示されています。巻末の付録にリストを掲載しました。

　正確なADHDの診断を受けるためには専門医を受診する必要があります。ですが、上のリストにあてはまる数が多いほど、ADHDであるという可能性は大きくなります。膨大な数の科学的な研究データによって、この項目にあてはまる人は（ほかにも数百の同様な項目があります）、大人のADHDの可能性が高いということが実証されています。

　研究データからはほかにも、ADHDはかなり深刻な問題を生むことがわかっています。生活費などにあてるはずのお金をその瞬間の楽しいことにつかってしまうとか、そのときにほしいものがあると我慢できず、月払いの住居費や年払いの分のお金、将来車や家を購入するためのお金、旅行

のためのお金をつかってしまいます。少し落ち着いて調べればかなりのリスクがあるとわかるはずの投資に大金をつぎ込むこともあります。あとから「言わなければよかった」「やらなければよかった」と後悔することばかり……。こういうこと、よくありませんか？

でも、あなたはこう思うかもしれませんね。「自分は落ち着きなく動き回ったりしないし、多動じゃない！　だからADHDなんかじゃないはず！」と。「わたしの兄（妹、おい、小学校の同級生、友達）は小さいころADHDだと言われてて、いつも落ち着かず、じっとしていられなくて興奮して飛び回ってばかみたいなことばっかりしていた。わたしはそうじゃない！」とも思うかもしれません。

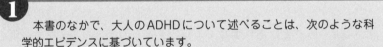
多動がないからといって、ADHDではないとは言えません。

大人のADHDに関する研究によって少しずつ次のことが明らかになっています。ADHDの子どもにおいては多動はかなり多くみられますが、青年期や成人期のADHDでは多動はほとんどみられなくなります。

> ⓘ information
>
> 本書のなかで、大人のADHDについて述べることは、次のような科学的エビデンスに基づいています。
>
> - 1991年から、マサチューセッツ大学附属病院において蓄積されたデータ。ここでは、アメリカ合衆国ではじめて大人のADHD患者のための外来が開設されました。
> - 158人のADHDの子ども（と81人の健常な子ども）を対象として大人になるまで追跡調査を行った結果から。この研究はこれまで行われたなかでもっとも大規模な研究です。

大人の場合、多動は「落ち着かない気持ち」や「なにかをせずにはいられない」というような感覚として残ります。そういう感じはありませんか？

自分がADHDかもしれないと思ったら、専門医を受診して診断を受けましょう。その利点は以下の通りです。

- ADHDであると診断を受けた場合、生活に役立つ情報が数多く得られます。ADHDが大人にもあることが明らかになるずっと前から蓄積された研究データがあり、多くのことがわかってきています。
- ADHDは、ほかの精神疾患や発達障害よりも多くの問題を日常生活のなかで引き起こします。さまざまな精神疾患がありますが、ADHDがあると一社会人として責任ある生活を送ることが困難になります。
- ADHDはほかの精神疾患や発達障害と比べ、有効な治療法や対処法が確立されています。ADHDは治療可能な障害なのです。

ADHDの症状はいつごろからあったのでしょう？

　時間をうまくつかえない、衝動を抑えられない、集中しづらいという症状はいつごろからあったのでしょうか？　数週間前から、数カ月前から、数年前からということはありませんよね。子どものときのことを思い返してみてください。おなじようなことはありませんでしたか？　教室で席に座ってじっとしているのが苦手だったのではありませんか？　好きなことをしていても最後までやり通せないことはよくありましたか？　ゲームやスポーツのルールを守るのが苦手ではありませんでしたか？

　わたしがこれまで調査、診断、治療にかかわった大人のADHDの方々は、子どものころ4ページのチェックリストにあてはまることがいくつかあったと言っています。その多くの方は子どものころにADHDの診断を受けていません。受診した小児科医がADHDの診断をしない人であった可能性もあります。あるいは、20代半ばになってからADHDの診断を受けた方のように、両親が「元気がよすぎるとか、集中しづらいからっていう理由で子どもを病院に連れて行くなんておかしい」という考えのもち主だったのかもしれません。こういった両親は「本人の気持ちのもちようや

意志の力でなんとかなる」と思い込んでいたかもしれません。あるいは、ADHDと健常圏のちょうどボーダーライン上にいたために診断を受けなかった場合もありますし、ほかの問題や疾患があってADHDが隠されていた場合もあるでしょう。

子どものころにADHDの診断を受けなかったからといって、大人のADHDではないという理由にはなりません。

子どものころよりも、時間のやりくりや集中、衝動のコントロールがましになったからといって、いまADHDではないという証拠にはなりません。

> 急に、一時的な症状が現れた場合は、ADHDであるとは考えられません。

子どものころは多動で落ち着きがなく動き回っていたけれど、大人になってからは多動がないからといって、ADHDではないとは限りません。

しかし、子どものころにADHDの症状がまったくなかったとしたら、ADHDではない可能性があります。ADHDによく似た症状が大人になってから初めてあらわれた場合、あるいはそういう症状があらわれても短期間で消えてしまう場合は、ADHD以外のものが原因である可能性があります。たとえば、脳の障害やその他の身体疾患が原因かもしれません。

> ⓘ 多くの臨床機関や調査研究から得られたわたしたちのデータによると、98%のケースにおいて、症状は16歳以下から始まっていました。

子どものときにいまとおなじような症状があったかどうかよく覚えていないという場合は、あなたのことをよく知っている人に尋ねてみてください。両親、きょうだいはどうでしょうか？　皮肉なことに、ものごとを時間通りにきちんとやり遂げることができない、落ち着いて冷静な選択をすることができない、人とうまくやることが難しいというADHDの特性そのものが、小さいころの症状を思い出せなくしています。少なくとも、20代半ばから20代後半になるまでは、幼いころのことを思い出すのは難しいでしょう。このことはステップ2で詳しく説明します。

> **question**
> わたしには子どものころADHDのような問題はありませんでした。脳の疾患もありません。知能が高いために、大人になるまでADHDがあってもなんの問題も起こらなかったということはあるでしょうか？ 小学生のときIQテストでとても高い点数をとりました。

職場でならADHDがあっても知能が高いためとくに問題が出ない場合もあるかもしれませんが、学校ではかなり難しいでしょう。家庭や社会でのやりくり、運転、犯罪、薬物乱用、恋愛や結婚、とくに他者との対人関係において、知能さえ高ければすべてうまくいくというわけではありません。もしADHDであるなら、知能が高いからといってこういった場面で問題がまったく出ないケースはありません。大人になってから急にADHDのような症状があらわれたということは、ADHDではなく、それ以外の原因が考えられます。

> **information**
> 追跡調査の結果から、ADHDの子どもや10代の子たちは、なにがADHDの症状であり、そのためにどれだけ生活上の問題が生じているのかを自覚していませんでした。27～32歳になってはじめて、まわりの評価と自覚症状が一致するようになります。

> **question**
> 小さいころには集中力がないというようなADHDの症状がなかったのですが、いまはそういった症状があって自分はADHDではないかと思っています。もしかすると、小さいときは自分でどうにかしてADHDの症状をうまくカバーしていたために問題が出なかったのではないかと思うのですが……。

わたしたちの調査研究では、ADHDによって大人の重要な生活領域の6割から7割においてなんらかの支障があらわれます。学校、職場、家族との関係など、さまざまな場面において大人のADHDの方は深刻な問題を抱えることになります。小さいときも、青年期も、成人初期においてさえも、ADHDの症状を「うまくカバーする」ことはほとんど不可能です。両親と学校が尋常ではない努力と援助を行ったというわけでもない限り、ADHDをもった方が大人になるまでなんの支障もなかったということは、どんな医師も専門家も信じないでしょう。子どものころどのような努力や工夫をもってしてもカバーしきれない問題があったからこそ、ADHDの診断が下されるのです！

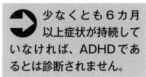
少なくとも6カ月以上症状が持続していなければ、ADHDであるとは診断されません。

この症状はADHDによるものなのでしょうか？

　専門医として資格をもった医師でなければこの質問に正しく答えることはできません。ですが、以下のチェックリストに目を通し、「はい」と答えたものがあるならば、専門医を受診する目安としてもよいのではないでしょうか。わたしたちの調査研究は大人のADHDを対象としており、以下の9項目のうち、とくに最初の7項目はもっとも正確にADHDの有無をチェックできることがわかっています。

　あなたはよく……
- ☐ 外部からの刺激に気を取られたり、どうでもいい考えが浮かんできたりしてすぐ気が散る。
- ☐ 衝動的に決断する。
- ☐ やめなくてはならないときでも、そのときしていることを途中でやめることが難しい。
- ☐ 注意書きや説明書をよく読まずに、もしくはじゅうぶんに説明を聞かずにやり始める。

- ☐ 約束を破ってしまう。約束を守れない。
- ☐ 正しい順番や手順に従ってものごとを進めることが難しい。
- ☐ 普通の人よりもスピードを出して運転する。趣味や楽しみの時間のときにだまっていることが難しい。
- ☐ 仕事や課題、趣味に集中し続けることが難しい。
- ☐ 課題や仕事、趣味の活動などをすると、散らかし放題になる。

> 診断を受けるときの専門医の探し方については第3章を参照。

> アメリカ精神医学会によるDSM-Ⅳでは、ADHDの診断基準として18の項目をあげています。そのうち9項目は注意と集中について、残りの9項目は多動性と衝動性についてです。しかし、これらの項目は子どもの診断のためのものです。わたしたちの研究から、9〜10ページにあげた9項目が大人のADHDの診断においてより効果的であることが明らかとなっています。わたしの研究仲間のステファン・ファラオーネ博士の別の研究からも、これらの9項目が大人のADHDの診断に非常に優れているという結果が出ています。

リストの最初の7項目のうち4つ以上にあてはまった場合、もしくはすべての項目のうち6つ以上あてはまった場合、ADHDの可能性が非常に高いといえます。まだ専門医の診断を受けていない方は、ぜひ発達障害の診断と治療において経験を積んだ医師のいる病院を受診してください。

ADHDの症状が生活に及ぼす影響はなんでしょう？

ADHDは、妊娠とはちがって「ある」「ない」の白黒ふたつにはっきりと分かれるものではありません。どちらかというと身長やIQに例えたほ

うがわかりやすいでしょう。その傾向が「強い」から「弱い」に向かって一直線上に並んでいて、そのどこかのポイントに位置すると考えてください。

　では、そのうちのどのポイントが「障害・病気」と「健常」の境目なのでしょうか。それは症状が生活のなかの重要な部分に支障を及ぼすレベルとなったところです。症状とは、ADHDという疾患が思考や行動のなかにあらわれたものです。障害とは、症状があらわれた結果として起こる生活のなかでの悪影響です。以下のリストは子どもから大人においてADHDが引き起こす主な障害を示したものです。

> ステップ5では、表にあるように、ADHDが問題となる場面について、失敗やトラブルを予防するコツをお伝えします。

子どものころにあらわれる障害	青年期から成人期にかけてあらわれる障害
家族がストレスを感じる、家族内でのケンカや言い争いが多い	仕事で成功できない、ミスが多い
友達との関係がうまくいかない	転職が多い
親友がほとんどいない、できない	避妊や安全面を考慮しない性行為、10代での妊娠、性感染症
お店やレストランなど人が多く集まる場所で、「出て行け」「次は来なくていい」といわれるようなふるまいをしてしまう	危険な運転、スピード違反、車の事故が多い
危険な行為が多い、不注意でケガをすることが多い	金遣いが荒い、無計画、無駄遣いやクレジットカードのつかいすぎ、支払いの催促を無視する、貯金がない
自分の身の回りのことがなかなかうまくできない（年齢につりあわないレベルで）	恋愛関係や結婚関係を維持することが困難

子どものころにあらわれる障害	青年期から成人期にかけてあらわれる障害
責任感がない 成績が平均以下 進学しない、中退する	*典型的ではないがよくみられる：* 反社会的行為（嘘、盗み、暴力行為）によって何度も警察に逮捕されている（刑務所入所歴がある）、薬物乱用 不健康な生活スタイル（エクササイズをしない、趣味がテレビゲームやテレビ、ネットサーフィンなどの座りっぱなしのもの、肥満、やけ食い、過食症、偏った食生活、タバコやアルコール依存）、その結果として心臓血管障害のリスクが高い

これからなにをすればよいでしょう？

　ここまで読んで、自分がADHDかどうかある程度判断できたと思います。次に、専門医の診断を受けるかどうかを考えてみましょう。

- ☐ 現在も9項目のうち6つ以上の症状がある。
- ☐ いまの生活環境のなかでそれらの症状が出ている。
- ☐ 6カ月以上症状が持続している。
- ☐ 学校、仕事、社会生活、異性との関係、金銭問題、運転などの自分にとっての大切な分野に症状があらわれ、生活に支障をきたしている。
- ☐ 子どものころにも症状のために生活に支障があった。

　これらすべてがあてはまるならば、ADHDの可能性が非常に高いといえます。この本をさらに読み進め、これからどうしたらいいのか考えていきましょう。

第2章

自分だけで問題をなんとかできる？

　自分がADHDかもしれないとわかって、ほっとするかもしれません。少なくとも、理由があったことがわかるわけですから。解決策がある程度見えてきたのではありませんか？　あとは、本書のような本をもう何冊か買ってきて、ADHDによる問題に対処する方法を調べればそれでよいのでしょうか？

　ちょっと待ってください。診断においても治療においても、専門家の助けを得るべき大切な理由がいくつかあります。この章では、30代の男性が次のようにわかりやすく伝えてくれたことをさらに詳しく説明します。

　「ここ何十年も、わたしは自分でADHDをなんとかしようとして大変な努力を重ねてきました。自分ではうまくやっているつもりでいたんです。でも、やっぱり専門的な助けが必要だと思うようになりました。もう職を転々とするのはうんざりです。定職に就いて、本来もっているはずの能力を発揮したいんです」

　以下に、専門家の援助を得たほうがよい理由についてまとめます。

- 症状がADHD以外の疾患によるものではないことを確認する。もしADHDでなければ早急な治療が必要な病気かもしれない。
- 症状がADHDとその他の疾患の合併によるものでないかどうか確認する。
- ADHDの診断を受けたら、ADHDとともに生活するときに大きな効果を発揮することが実証されている薬を処方してもらえる。
- 検査を受け、自分の優れている点と、症状が強く影響を及ぼしてい

る点をはっきりさせることで、自分に合った工夫を行うことができ、適応力が上がる。

どれもが専門医にかかるじゅうぶんな理由になります。自分に合った治療をしてくれる医師とよい信頼関係がつくれるとよいですね。

専門医のところに行こうという気持ちになりましたか？　もしそうであれば、この先を飛ばして第3章に進んでください。でもまだ「自分の力だけでなんとかできるんじゃないか？」と思うようであれば、この章の先を続けて読んでください。

症状がほかのものから来ている、たとえば薬の副作用の可能性はないだろうか？

自分がADHDかもしれないことがわかるとほっとするということについて、もう少し考えてみましょう。自分が苦しんでいたものに診断名と神経生物学的な理由があるとわかると、それだけでも治療的効果があります。理由がわかれば、自分の問題を自分自身で解決できないからといって自己嫌悪になる必要はなくなります。ですが、医師の診断を受けないことにはADHDかどうかは確定できません。第1章でみてきた正しいADHDの診断基準に基づいた診断ができるのは、じゅうぶんな訓練と経験を積んだ発達障害の専門医です。そういった専門的なバックグラウンドがなければ、ADHDと健常圏のあいだの微妙なラインを正しく見極めることはできません。また、注意や集中、作業記憶に影響を及ぼすようなほかの精神疾患や心理状態についての専門知識がなければ、ADHDとその他の疾患を鑑別することは不可能です。

➡ 自分がADHDかもしれないと推測するだけでなく、はっきりと診断されたほうがスッキリしませんか？

おなじく、第1章で学んだように、症状が脳損傷やほかの疾患によるものでないかどうかを確認するために必要な医学的検査を指示するのは、資格をもった専門医でなければできません。

いま困っていることはすべて
ADHDの症状にあてはまりますか？

　第1章を読んで「自分はきっとADHDにちがいない」と強く思ったとしても、ADHDでいまの問題のすべてが説明されるかどうかを確認するためには、やはり専門家の診断が必要です。ADHDだけでもやっかいなのに、そのうえほかにもまだ診断も治療もされていない病気があるとしたら大変なことです。診断を受けて、ADHD以外にも疾患が合併していることがわかれば、専門医がその疾患について診断と説明を伝えてくれるとともに、どんな治療が望ましいかということを教えてくれます。それこそが、浮き草のような人生を抜け出すための第一歩なのです。

> ADHDをもつ大人の大多数は少なくとも2つ以上の症状を併せもっています。80～85％においてADHDに加えて別の合併症があり、50％以上においてADHDの他にさらに2つの合併症があります。

ADHDと合併しやすい疾患
- 反抗挑発症（ODD）
- 素行症（CD；攻撃性、非行、怠学傾向など）
- 学習症（LD；読み、書き、数学、つづりなど）
- 双極性障害（子どものころ、もしくは青年期に発症）
- 反社会性パーソナリティ障害
- チック症、トゥレット症（動作と音声チックの合併）
- 自閉スペクトラム症

もっとも効果的な治療法である薬物療法には医師の処方箋が必要です

　ステップ3では、ADHDの治療につかわれる薬について詳しく説明しています。ステップ1で知っておくべき重要なことは、ADHDの症状に関していえば、薬がよく効くということです。薬を飲めば、症状は緩和されます。大人のADHDのほとんどに薬が効くのです。ADHDの治療薬として認可された薬をすべてつかってもなにも効果がみられないのはわずか10％以下です。これらの薬は、ADHDを引き起こしていると考えられる第一の要因の神経的な異変を一時的に治す、もしくは補う力をもっていると考えられています。薬を服用しなければ、ほかの治療もコーピングテクニックもほとんど効果がありません。わたしたちの経験では、ADHDの診断を受けながら服薬を拒否した大人は、3～6カ月以内に、ほかの選択肢はすべてどれも単独ではADHDをじゅうぶんに治療できないことに気づき、病院に戻って薬物療法を受けることが多いのです。

> ADHDの薬物療法の改善率というのは、ほかのどの精神疾患の治療と比べても、もっとも高いものです。

> ℹ️ 研究から、ADHDの薬物療法を始めた人について以下のことが明らかになっています。
> - 50～65％において、問題がみられなくなった。
> - のこりの20～30％においても、かなり大きな改善がみられた。

それでは、実際にはADHDをもつ人の強みと弱みはなんなのでしょうか？

　診断を受けるためには、いくつかの段階をふむ必要があります。重要な点を見過ごしたり誤解したりすることのないように、複合的な視点から症状をとらえるためです。診察や検査の過程で、「何回もおなじことを長々と聞かれる……」とうんざりするかもしれませんが、問題を引き起こしているものを正確に鑑別診断するためだということを忘れないでください。ほかにも、長い時間のかかる検査や診断面接を我慢して受けるまっとうな理由があります。症状がどのような疾患や障害からくるものかをはっきりさせるとともに、得意なことや向いていることを見つけられるからです。もって生まれた能力や才能がうまく発揮される分野を明らかにすることによって、カウンセラーや担当医と共に、オーダーメイドの適応スキルを見つけることができます。たとえば、芸術的なセンスをもっていて、人懐っこいところがあるとすると、それはADHDによるものではないので、その長所を生かしてADHDによって損なわれる部分を補うことも可能になるのです。もしくは、進路や就職先を選ぶときに、このようなよいところを生かす方向で選択することができます。

　わたしは製薬会社のセールスマンにたくさん会いました。そのなかにはADHDをもちながらすばらしい業績をあげている人もいました。この仕事は一日中外を動き回って多くの医師やスタッフと会わなくてはならないので、常に忙しく動き回っている必要があります。9時から5時まで机に向かっていなくてはならないような仕事だったら、きっと退屈して集中できず、やる気も保てず、営業スタッフとしての生まれもった才能を生かせずにいたでしょう。営業職につくことによって、仕事をする所が次々と変化するために集中力とやる気を保つことができたのです。また、ひとつの地域につき担当者が複数いるので、チームを組んで仕事をすることによって、ひとりで仕事をせずにすみ、システマティックに仕事をこなせるので

す。
　診断の手順をかんたんにまとめると次のようになります。問題点となっているところと優れているところを見つけ、個人に合わせた治療プランを計画し、できる限りはやく問題を取り除き、もともともっている力を発揮できる状態にするのです。

第3章

どうやって病院を探せばいい？

　まだ専門医の診断を受けていない場合は、自分で専門医のいる医療機関を探すのもよいでしょう。ですが、よいかかりつけ医がいるのなら、その医師に紹介してもらうのがいちばんよい方法です。自分のことをよく知っているかかりつけ医ならば、ADHDの疑いがあるかどうかをチェックしてくれるでしょう。医学的な検査をして、それがほかの身体疾患によるものではないかどうかを診てくれるはずです。そして、ADHDが疑わしいと思われればその人に合った専門医を紹介してくれるでしょう。わたしの経験では、かかりつけ医との関係がよい場合は、その医師が紹介する専門医との相性もよいものとなるようです。

ADHDのことをよく理解している専門医をどうやって見つけるか

　以下のいずれかから始めるとよいでしょう。ひとつを試してみてうまくいかない場合はほかを試してみてください。

- 上記のように、かかりつけ医（内科医、家庭医、総合医）に相談して、自分の住む地域の、大人のADHDをあつかっている専門医を紹介してもらう。
- 地域の精神保健機関（心の健康センター、厚生センター、保健所など）に電話する。たいていは疾患ごとの専門医のリストがあるはずなので、大人のADHDを専門とする医師を調べてもらう。

- ADHDに関する非営利団体のホームページを見る［訳注：日本では「NPO法人えじそんくらぶ」などがある］。自分の住む地域に自助グループやサポートグループがあり、その連絡先が掲載されていれば連絡しておすすめの専門医を教えてもらう。
- 自分の住む地域にある国立大学附属病院の精神科に電話する。その大学が自分の住む地域から遠い場合は、自分の住む地域にある大人のADHDを診断してくれる機関を紹介してもらう。
- 地域の病院の精神科に電話し、大人のADHDを診てくれるところについてなにか知らないかと尋ねる。
- 地域の大学附属の心理相談室に電話し、大人のADHDを診てくれるところについてなにか教えてもらえないかと尋ねてみる。
- 市町村の精神保健センター（健康課、福祉課など）に電話をして尋ねてみる。
- 電話帳のなかから、大人のADHDをあつかうと書いてある精神科をさがしてみる。
- 大人のADHDとして治療を受けている知り合いがいたら、その人の主治医を紹介してもらえるか聞いてみる。子どもがADHDとして治療を受けている人がいたら、その子どもの主治医を紹介してもらい、その主治医に連絡をとって、大人のADHDも治療しているか、もしくは大人のADHDを治療している医師を知っているか尋ねてみる。

医療機関の予約をとる前にチェックしておくこと

　地域に何人か専門医がいるという幸運な人は、診断のための予約をとる前に次の点について調べておきましょう。地域に1人しか専門医がないという場合でも役に立つでしょう。

- 大人のADHDはその病院の患者の何パーセントを占めるのか。

- 大人と子どものADHD患者の比率はどれくらいか。
- その医師には大人のADHDの治療経験がどのくらいあるのか。
- その医師の薬物療法、精神療法の専門はなにか。ADHDとそれに関連する疾患を診られるのか（精神医学、臨床心理学、神経心理学、脳神経医学）。
- 精神科専門医、精神保健指定医などの資格はあるか。発達障害関連の学会に所属しているか。
- 診察までどれくらい待つのか（いくつか選択肢があって、なるべくはやく診てもらいたいときは、この項目が重要です）。
- 診断を受けたあと、治療も受けられるのか。もし受けられない場合は治療を受けられる病院を紹介してもらえるか。
- 近くに活用できるような関連機関はあるのか。病院でコーチング、スキルトレーニング、サポートグループなどのサービスが受けられないときは紹介してもらえるかどうか。または、近くに開業している臨床心理士がいて、そういうトレーニングなどを提供しているか。
- 料金はどのくらいかかるか。保険は適用されるのか。

第4章

診断を受けるために必要なもの

診断を受けるための手順を知っておくとスムーズです。

診断面接で聞かれること：必要な資料を準備しておく

診断面接の手順は以下の通りです。

- 診察前、もしくは診察中に紹介状を提出し、ADHDのチェックリストに記入
- 本人面接
- これまであった問題や困ったことについて、過去の記録やデータを見直し、確認
- ADHD以外の認知的な問題や学習症を除外するための心理検査（知能検査）
- 家族面接（本人をよく知っている人との面接）によって本人の訴えを確認
- 医学的検査（薬物療法を開始する場合、もしくはまだ医学的検査を受けていない場合は身体疾患をチェックする）

持参すると役立つもの

- 学校での評価や担任に書いてもらった行動所見、かかりつけ医やこれまで診察を受けた精神科医の所見やカルテの写しまたは紹介状、

交通違反や犯罪歴がわかるもの、ADHDやほかの疾患が疑われるようなエピソードの記録
- 医師が症状を確認できる人の連絡先（客観的に正しい情報を話してくれると信頼できる人に限ります）
- 内科などでこれまで健康診断や医学検査を受けている場合はその結果
- 家族の精神疾患の記録
- 子どものころ、青年期、そして現在の問題についてのメモ

診断面接では心を開き、正直に質問に答える

　予約をとったのは答えを見つけたいからですよね？　なぜ自分はほかの人のようにやるべきことがきちんとできないのか。どんなにがんばっても仕事に集中して打ち込んで成果をあげられないのはなぜか。人生において大切な目標を達成し、仕事で成功するためにはいったいなにが必要なのか。これらの質問に答えるために、専門医は多方面から多くの情報を集めます。そんなにたくさんの情報がほんとうに必要なのかと疑問を感じるかもしれません。診断面接の途中

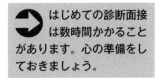
はじめての診断面接は数時間かかることがあります。心の準備をしておきましょう。

でいやになって、さっさと終わらせてくれと思うかもしれません。でも、ずっと抱いてきた疑問に対する答えがもうすぐ得られるのだという点に気持ちを向けてください。そして、忘れないでいただきたいのは、診断面接に心を開いた状態で臨むことです。

　これまでのことなんか思い出したくもないと思ったとしても、学校などでの記録を求められたら提出し、うまくできなかったことや困難だったことを正直に話してください。客観的な情報を得るために、医師が学校の教師や家族と話したいといったときは進んで応じてください。医師の質問やチェックリスト、心理テストはすべて科学的な根拠に基づいたものであり、その結果は信頼できるものです。安心して受けてください。

検査もすべて受けたし、チェックリストにも正直に記入した。過去の記録も提出し、質問にもすべて答えた。心理士はもう自分について必要なことはすべて知っているはずなのに、どうしてまだわたしの親戚と直接話したいっていうんですか？

　これに対するかんたんな答えは、「情報は多ければ多いほどいいから」です。症状や問題がどのようなものか、できる限り多くの異なる情報源から情報を得ることによって、診断はより正確なものになります。だからこそ、医師や心理士はあなただけではなくあなたのまわりの人とも面接をしようとするのです。多方面から得られた情報について、科学的に妥当性が証明された尺度法やツールをつかって評価します。

　しかし、どんなツールを用いたとしても、すべての情報は本人の自己評価に基づいています。実は、ADHDの方は、他者からの評価や客観的なアセスメントが示すものと異なり、自分はうまくできていると報告する傾向があります。車の運転がよい例です。ほかの人と変わらないくらいうまく運転できている（ほかの人よりうまく運転できる）と思っていませんか？　スピード違反で何度も捕まったのは運が悪かったからだとか、自分のことを誤解した警察官のせいだとか、警察官がその月のノルマを果たすために無理やり取り締まったのだと考えているのではないでしょうか。車のフェンダーに傷がついたときも、自分ではなくほかのドライバーがうっかりよそ見をしてぶつかってきた、あるいは相手がもたもたしていたせいで自分がぶつかるはめになったのだと思っていませんか。駐車場が見つからず、てきとうにその辺に停めたせいで何度も駐車違反の切符を切られているのに、「だれでもあること」だと考えているのではないでしょうか。あなたのことをよく知っている人で、そしてこれが大切なのですが、あなたの味方であり、あなたを助けたいと願っている人から話を聞かせてもらうことが必要なのです。あなたの批判をするためではありません。あなた

が普通の人よりも車のスピードを出すこと、運転中に進行方向から気がそれてほかのものを見てしまうこと、運転しながら複数のことを同時にやろうとしたり携帯電話でメールを打とうとすること、渋滞が起こるとすぐにイライラしてしまうことなどを、あなたの身近な人から教えてもらうのです。余計なお世話だと思うかもしれませんが、専門医や検査者があなたのことをよく知っている人、ご両親やきょうだい、配偶者、同居人、親友（家族や親戚が近くにいない場合）からあなたの症状やこれまで困ってきたことなどについて聞くことは、純粋にあなたの治療にとってプラスになることなのです。もしまわりの人から話を聞かなければ、ほんとうはADHDをもっているはずの人でも「ADHDではない」と誤診されてしまう可能性があります。忘れないでください。あなたは答えを求めて病院にきたはずです。正しい答えを。

おばのエレンが長いあいだうつ病を患っているからってなに？　なんでそんなことを聞かれるんですか？　関係ないでしょう。

　ほとんどすべての精神疾患において、多少なりとも遺伝的要因が発症に関係しています。つまり、家族や親戚が精神疾患である場合、精神疾患を発症する可能性があるということです。家族や親戚がどのような精神疾患であるかがわかれば、それがいまの症状を理解し、鑑別疾患を行うための大きなヒントとなります。ADHDは遺伝的な要素の強い疾患です。ですから、症状が脳の損傷によるものではなければ、遺伝によるものと考えられます。しかし、ADHDの大人の方にはほかの疾患が合併していることが多いので（第2章を参照）、家族、親戚の精神疾患の既往歴をすべて把握することが診断において役立つのです。家族からなにも聞いたことがないという場合は、そういう話が家の恥とされ、隠されてきたせいかもしれません。ですから、予約の前に両親や祖父母に連絡をとって、家族や親戚で精神疾患を患った人がいなかったかどうかを確認しておくのはとても大

切なことです。

これまで悩んできた問いに対する答えを得るのだという目的を忘れない

　検査を受けていると、いやなことばかり思い出すかもしれません。ですが、忘れないようにしてください。検査をしている人と自分はおなじ目的をもっているということを。自分がこれまでずっと悩んできた問いに対する答えを得るためにテストをしているのだということを。医師によい印象をもってもらうために来たわけではありませんよね。ですから、素直に、正直に検査を受けてください。しかしその一方で、検査をたった1回しただけで、「あなたは間違いなくADHDです／ADHDではありません」と言われても信じないようにしてください。診断とは科学であり、アートです。さまざまな面談や検査結果のどれを重要視し、どの情報をどの検査結果とつなぎあわせるかという専門家の熟練の技なくしては、正確な診断はできません。それが症状の正確な全体像をつかむいちばんよい方法なのです。

診断面接のためによくつかわれる心理査定

- **知能と全般的な認知機能の状態を知るための検査**：知的な能力の問題や学習症のために学校や職場で支障が生じる場合があります。診断のためには、ADHDの症状がこういった原因によるものである可能性を除外するために検査を行います。
- **読み書き計算の検査**：あなたが大学生、専門学校、職業訓練、職場での研修などの教育課程にいる場合には、とくによくこの検査が行われます。ADHDの症状は「学習症」と非常によく似ています。もし学習症である場合はしっかりと鑑別することがとても大切です。

- **注意、抑制、記憶の検査**：これは必ずしも行われるわけではありません。これがADHDの主症状を直接、客観的指標で検査するものだと判断されてしまうと、あなた自身の説明やほかの方法で得られた評価よりも信頼できるデータだとされて、結果が必要以上に重要視されてしまう恐れがあります。この検査で異常値が出たとしても、ADHDであるかもしれないし、ほかの疾患である可能性もあります。だからといって、この検査で異常がみられなかったというデータのみを信用してADHDではないという結論を下すこともできませんので、気をつけてください。

> ADHDの人のうち35～65％が、注意、抑制、記憶の検査で異常がみられないという結果が出ます。この検査で異常値が出る人はADHDの可能性があるという調査結果はあるものの、必ずしもADHDであるとは断言できないようです。なぜなら、ほかの疾患でもこの検査で異常値が出ることがあるからです。一方、この検査で異常が見つからなかったからといって、「ADHDではない」ということは判断できません。

第5章

診断面接で伝えられること

　たいていの場合は、検査後に再度診察があり、その場で診断結果が伝えられます。検査結果が得られるまで時間がかかる機関の場合は、別の日にもう一度予約を入れて、そのときに結果を聞くことになります。そのとき、専門医は以下のことを伝えてくれるはずです。

- すべての情報を統合した所見について。
- ADHDかあるいはほかの疾患かどうかの診断結果。
- ADHDもしくはほかの疾患が見つかった場合、治療法の選択肢についての説明。

　ADHDの診断を下すにあたって、専門医はさまざまな検査や面談の結果から以下のように判断しています。

- 不注意と多動性と衝動性が顕著である、もしくは不注意と衝動性が顕著である。
- これらの症状が平均以上のレベルで存在する。
- これらの症状が少なくとも6カ月以上現在まで続いている。
- 16歳以前にこの症状があらわれている、7歳以前にもこの症状があった可能性がある。

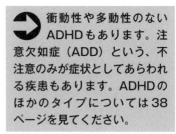

衝動性や多動性のないADHDもあります。注意欠如症（ADD）という、不注意のみが症状としてあらわれる疾患もあります。ADHDのほかのタイプについては38ページを見てください。

- 幼少期も、大人になった現在も、これらの症状のために主な生活場面で困難が生じている。

> わたしの同僚であるマイケル・ゴードン博士とケビン・マーフィー博士は次のような論文を発表しました。そのなかで両氏は、ADHDの診断面接では以下の4点について明確にするべきだと述べています。
>
> 1. ADHDが疑われる症状は、幼少期から、少なくとも学校に入って数年のうちに明らかとなったか、ほぼすべての学校場面で長期的に顕著な問題となってあらわれたか。
> 2. ADHDが疑われる症状は、現在も患者のほぼすべての生活場面において常に顕著な問題となってあらわれているか。
> 3. 現在の困難や問題は、ADHD以外の理由のほうがうまく説明される可能性はないか。
> 4. ADHDの診断基準をすべて満たす場合、ほかの症状が合併している可能性はないか。

あなたの症状はADHDの診断基準にあてはまる？

なによりも第一に、医師はあなたの症状がアメリカ精神医学会が発行する診断基準であるDSMの最新版の診断基準にあてはまるかどうかを確認します〔訳注：2013年にDSM-5が出版され、その日本語版『DSM-5 精神疾患の診断・統計マニュアル』（医学書院，2014）も出版されました。DSMのADHD診断基準については、そちらをご参照ください〕DSMによれば、ADHDと診断するためには、不注意に関する9項目のうち6つ以上、多動性―衝動性に関する9項目のうち6つ以上にあてはまらなければなりません。このDSMのガイドラインには2つの問題点があります。

1. 多くの調査研究から、6項目以上の症状があるという診断基準にあてはまらなくても、ADHDの特徴が顕著であるケースが多いこ

とが明らかとなっています。各項目のうち4つ以上の症状において成人として不適切なレベルであれば、ADHDとして診断できるというエビデンスも示されています。

2. この診断基準は子どものADHDのためのもので、大人のADHDのためのものではありません（わたしはこの診断基準の作成過程に参加していたのですが、そのときからこのことを指摘していました）。

> もし専門医が、あなたはDSMの診断基準を満たしていないからADHDではないと言った場合は、本書の9〜10ページの9項目のリストをつかって診断を見直してくださいと伝えましょう。

これこそが、9〜10ページに述べた9項目を代わりに勧める理由です。大人のADHDに関する調査研究のエビデンスに基づいたものであり、この9項目の有効性が証明されて以来3年間にわたって何百人ものADHDを正確に診断できたことが実証されています。

> 大人のADHDを診断するうえで必要不可欠な症状を特定するため、わたしたちはさまざまな統計的手法をつかって研究を重ねました。「健常圏」の普通の大人たちだけではなく、おなじ精神科に通っていて、ADHDではない精神疾患をもつ人たちも対象としてデータを集めたのです。研究のなかでは、DSMの18項目が大人のADHDの確定診断にどれくらい有効なのかということも調べました。すると驚くことに、109の症状のうちたった9項目だけで大人のADHDの診断ができることがわかったのです。この9項目こそが、第1章でご説明したリストです。

基本的には、医師はあなたが語るいろいろなエピソードを、ADHDによるものか、それ以外の理由によるものかを見極めるため、診断基準にあてはめます。そうすることで、あなたが必要としている助けを得られるようにするのです。またそれは、ADHDではないのに治療を受けさせられ

るという医療ミスを防ぎます。

診断基準を読んで、自分にあてはまる感じがしますか？

　一見あいまいな感じのする診断基準の症状をもう少し詳しくみてみましょう。ADHDの症状は基本的には3つの分野に分けられ、具体的には次のように体験されます。

- 注意が続く時間が短い、やるべきことを根気よくやり続けることができない：とくに、退屈なことを長時間やらなくてはいけないときに、この症状を強く感じるはずです。
    - おなじことの繰り返しだとすぐにあきてしまう。
    - まだ1つのことが終わっていないのに次のことを始めてしまう（たとえば家事の場合、ベッドメイキングの途中で食器洗いを始めたり、1つの部屋だけ掃除機をかけたり）。
    - 時間が長くかかることをしていると集中力がなくなってしまう。表や明細書などがたくさん添付されるような、細部にまで気を配った完成度の高いレポートを作成できない。確定申告がうまくできない。
    - 上司にくどくど文句を言われて催促されない限り、売り上げなどの仕事の成果をまとめて締め切りまでに提出することが難しい。

　ADHDがあると、このとき致命的な問題が二重に生じます。するべきことに長時間集中し続けることが難しいうえに、視野に入るほとんどすべてのものに気を取られてしまうのです。視界の端にだれかが入ってくるのが見えてしまうと、目で追ってしまい、それについてあれこれ考えが浮かび、最初にしていたことに注意がなかなかもどりません。もしくは、どうでもいい考えがふとわき上がり、そのままやるべきことから思考がわきに

それていって、気づいたときにはかなり長い時間がたっていることがよくあるはずです。

- **衝動のコントロールが難しい、楽しいこと、やりたいことを後にまわすのが困難**
    - 「やる前によく考えろ」と非難されることが多い。
    - 週に2、3回は「どうしてこんなことになったの？」と言われる。
    - ほかの人の話をさえぎったり、言わなければよかったと後悔するようなことをうっかり口にしてしまったり、いつの間にか会話を独占してほかの人がいやな気持ちになって離れてしまうことがあり、自己嫌悪になる。
    - 銀行や郵便局、スーパーのレジなどで人がたくさん並んでいると、必要なことであってもその用事を後回しにする。
    - 「あと5キロやせたい」とダイエット中であっても、2つ目のケーキに手を出す。
    - スキーの道具など、お金をためて買いたいものがあっても、給料が入ったらすぐにお金をつかい切ってしまう。

ADHDをもつ10代の子どもや大人は、運転時にスピードを出しがちです。ほかのドライバーに対してイライラしやすく、攻撃的な運転になります。駐車場を見つける時間を惜しんで違法駐車するので、駐車違反でしょっちゅう捕まります。待たされることや時間をかけることに耐えられないのです。あなたもそうではありませんか？

- **過剰な行動、コントロールできない行動、やるべきことと関係のない行動**：必ずというわけではありませんが、ADHDの大人は、子どもと同様に、せかせかしていて落ち着きがなく、あちこち動き回る傾向にあります。

- やるべきことと関係のない動作を続けてしまう。退屈なことをしているときに、足をぶらぶら動かす、椅子をまわす、腕や足をトントンとたたく、ものを頻繁にさわる、貧乏ゆすり、足をしょっちゅう組みかえるなど。

子どものころにそういう症状があった場合、大人になって少し状態が変化してきた人もいることでしょう。そわそわする、なんとなく落ち着かない、もしくは常になにかせずにはいられないと言うと、よりしっくりくるかもしれませんね。

症状は実際に日常生活にどんな影響を及ぼしている？

症状がいくつかあるというだけではADHDであるとはいえません。その症状によって日常生活に支障があることがADHDの診断基準になります。

> 「障害がある」というのは、「ADHDの症状によって仕事や人間関係など生活上の不都合が生じている」という意味です。
> もうひとつ別の意味もあります。「障害がある」というのは、集団の平均的な人、つまり「標準」——「ごく普通」の一般的な人——の活動レベルに満たないということも意味します。そもそも、疾患というのは通常レベルで仕事などの活動ができない状態だということですよね。

このような生活上の問題はADHDの行動、症状の悪影響であると先述しました。ADHDの症状や行動があなたのふだんの生活に悪い影響を及ぼすようであれば、ささいなことでもすべてチェックしてください。巻末の付録、91の症状をみてもらえれば、ADHDが多くの場面で影響を及ぼすことがわかるでしょう。

> **ADHDは日常生活のさまざまな場面で問題を起こします**
> 家庭、仕事、社会生活、地域の付き合い、教育、恋愛・結婚、金銭管理、運転、余暇活動、セックス、子育て、家事や生活上の用事

　衝動を抑えるのが難しいあまりに、浮気をしてしまい、離婚にいたることもあります。ある商品を見て、「これなしでは生きられない！」と思い込み、支払い能力以上の高額なものをカードで買ってしまうかもしれません。子どもの世話や自分の身支度などのかんたんなこともせずにすませようとしてしまうかもしれません。教師や上司などの立場が上の人の建設的な批判や助言を受け入れることができないために、仕事で行き詰まる、もしくは解雇される、能力があるのに進学しない可能性があります。時間の見積もりがあまく、重要な約束や大切な祝い事などの機会をすっぽかしてしまい、人間関係や職場での評判をだいなしにしてしまうこともあるでしょう。記憶力、読解力、計算能力に問題があるために、基本的な日常のことさえもわずらわしくいやになります。すぐにカッとなったり、感情的になってしまう傾向のために、地域での役割やボランティアをこなすことが困難であり、運転中にも気分を害しやすく、職場や友人関係でも問題が生じます。こういったことはADHDの症状による悪影響のほんの一例にしかすぎません。

専門家の判断を受け入れることができますか？

　わたしたちはみな完ぺきな存在ではなく、まちがいを犯します。自分がこうでありたいと願う世界を見ようとします。健康な場合はちょっと疑い深くなる程度かもしれません。「自分はADHDにちがいない」、または「自分は絶対にADHDではないと思う」という、いずれかの思い込みをもって受診した場合、主治医の診断を聞いたときの反応はその思い込みに左右されてしまいます。

主治医の診断がまちがっていると言い張る前に、次のことを考えてみてください。

「だれもがADHDだ」というまちがい

ADHDは長いあいだ何度も議論の的になってきましたが、実際に患者が存在し、治療法のある障害です。普通の人のなかにADHDにしかみられないはずの症状をもつ人がたくさんいるとして、ADHDの概念に異論を唱える人がいます。たしかに、普通の人でもときどきADHDのような行動をとる人はいるでしょう。調子が悪くて気が散りやすく、集中しづらい日があるのは普通のことです。普通の人とADHDの障害をもつ人を分けるのはなにかというと、ADHD症状の出現頻度と持続期間です。ADHDの場合は、気が散って集中しづらいなどの症状が、同年齢の平均と比べて明らかに重度なのです。

わたしは同僚とともに近年、本を出版しました。そのなかで、次の調査研究について紹介しています。その調査では、146人のADHDの大人と、109人の一般の大人を対象として、DSMのADHDの診断基準となる症状を「頻繁に」経験するかどうかを尋ねました。結果は以下の表の通りです。

症状	ADHDの大人（%）	一般の大人（%）
不注意に関する症状		
細かいところに注意を払えない	74	3
注意し続けることが難しい	97	3
話しかけられたことを聞き逃すことが多い	73	2
決められた手順に従えない	75	1
課題をきちんと順序立ててこなせない	81	5
長いあいだ精神を集中しなくてはならない仕事を避ける	81	2
大切なものをなくしてしまう	75	11

症状	ADHDの大人（%）	一般の大人（%）
ささいなことですぐに気が散る	97	2
日頃から忘れっぽい	78	4
多動性―衝動性に関する症状		
座っているときに、手足を絶えず動かしたり身体をもぞもぞさせる	79	4
座っていなくてはならないときでも席を立ってしまう	30	2
落ち着かない気持ちがする	77	3
趣味や好きなことをしているときに静かにしていられない	38	3
絶えずなにか活動していないと気がすまない	62	12
しゃべりすぎる	44	4
出し抜けに答える	57	7
順番を待つのが難しい	67	3
人の話に割り込んだりじゃまをしたりする	57	3

ADHDとそうでない人を比べると

- 2つの項目をのぞくと、ADHDではない人において「はい」と答えた人は5％以下である。
- 2つの項目においては、ADHDではない人において「はい」と答えた人は12％以下である。
- 平均して、健常圏の人々は18項目のうち1以下の項目しかあてはまらない。一方、ADHDの人は12項目以上にあてはまった（不注意に関する項目は7つ、多動性―衝動性に関する項目は5つ）。

明らかに、普通の人はこういったことが「よくある」わけではないようです。ADHDと診断された人とそうではない人たちの間には、データと

第5章 診断面接で伝えられること　37

して統計的に有意な差が明らかに存在するのです。

この研究ではさらに、ADHDの人とそれ以外の人を比較して、ADHDの症状が悪影響を与えるのはどのような場面かを質問しました。結果は以下の通りでした。

場面	ADHDの大人（％）	一般の大人（％）
家庭	69	2
職場	75	2
対人関係	56	1
地域での活動	44	1
学校、研修	89	1
恋愛、結婚関係	73	1
金銭的なやりくり	73	1
運転	38	2
余暇活動	46	1
家事、日常的な仕事	86	2

すべての場面において、ADHDの人々はそうでない人々よりも困難を感じていることが示されています。また、そのほとんどの場面において「頻繁に」困難を感じている人が多くいます。

だれにでもADHDの症状があると訴える人々は、「普通」の大人よりも「普通」の子どもたちのほうがもっと広く顕著にADHDの症状があると主張しています。彼らによれば、ADHDは病気でも障害でもなく、世間一般の人々、とくに子どもがだれでも経験するような困り事を並べただけだというのです。

> 子どものADHD症状と、障害があらわれる場面について、ADHDをもつ子どもと健常圏の子どもを比較した研究の詳細については、わたしラッセル・バークレー、ケビン・マーフィー、マリエレン・フィッシャーが書いた *ADHD in Adults; What the Science Says* (Guilford Press, 2008) を読んでください。
>
> 付録のページにある91のADHDの症状のリストにも、ADHDと健常圏の人々のあいだに明らかな差があることがわかるデータを記載しています。

ADHDの診断基準にぴったりとあてはまらない場合

「典型的なADHDではなく、ADHDの亜型が疑われるが、はっきりとはわからない」と診断される可能性もあります。DSM-ⅣではADHDについて以下の3つの亜型があります。

1. 主として多動型（多動優勢型）
2. 主として不注意型（不注意優勢型）
3. 混合型

ここで問題となるのは、3つのタイプが完全に独立するものではなく、重なり合う部分があり、またその程度も軽いものから重度のものまで幅があり、診断がさらにややこしくなってしまうという点です。そのため、

> ADHDの3つのタイプ（2010年版）
> - 混合型は、もっともよくみられるタイプ（受診するケースのうち約65％以上を占める）であり、18のDSM診断基準をすべて満たす重度のADHDです。ADHDの下位分類のなかではもっともよく研究され、過去100年間において何千もの調査研究が行われています。
> - 多動優勢型は、1994年からつかわれるようになった下位分類です。混合型に比べて、不注意に関する症状があまりみられません。現在では、このタイプは発達初期にみられる、混合型の前段階に過ぎないと考えられています。多動優勢型にあてはまる患者のうち、90％もの人が3～5年のうちに不注意症状を呈し、混合型の診断を受けています。残りのケースは、混合型の軽症タイプに相当します。
> - 不注意優勢型は、主に不注意に関する症状がみられ、多動や衝動性の問題があまりありません。1980年ごろに初めてこのタイプが下位分類としてつかわれるようになりました。病院に受診するケースの約30％以上を占めています。このうちの多くは、軽症の混合型であると考えられます。

2013年に出版されたDSM-5においてはこのような診断項目はなくなりました［訳注：日本語版は2014年発売］。

　さらに複雑なのは、主として不注意型のADHDと診断される人々のうち30〜50%はADHDではない可能性があるという点です。これらの人々は、わたしを含め何人かの研究者たちが新しくsluggish cognitive tempo（SCT）［訳注：「のび太型」とでも言うべき、認知のテンポがゆっくりなタイプ］と呼ぶ、注意力の障害です。

　以下の傾向があてはまるかどうかをチェックしてみてください。なかにはADHDとはまったく正反対の症状だと思われるものもあるでしょう。

- ☐ 空想にふけりやすい。
- ☐ ぼーっとしがち。
- ☐ 無遠慮に人をじろじろ見つめることがよくある。
- ☐ 動きが緩慢で、のろのろ、ぼんやりしていることが多い。
- ☐ 混乱しやすく、なんでもすぐに「よくわからなく」なる。
- ☐ 話を飲み込むのが遅く、勘違いしやすい。
- ☐ たやすく区別できそうなことなのに、重要なこととそうではないことを分けることが難しい、注意を保つ力が弱い。
- ☐ つい最近覚えたはずのことでも思い出すのが難しいことが多い。
- ☐ 無口、引っ込み思案で、人付き合いを避けようとする。
- ☐ 衝動的ではなく、むしろ消極的でなんにでもしり込みする。
- ☐ ADHDと合併しやすい障害はあまりみられない。
- ☐ 攻撃性があまりみられない（反抗挑発症はほとんどみられない）。
  - ☐ 反社会性や素行症は少ない（虚言、盗み、ケンカなど）。
  - ☐ 不安、うつがより多くみられる。
  - ☐ 宿題がうまくいかないが、その理由は怠慢ではなく、まちがいや勘違いのせいであることが多い。

　もしもこのリストの症状のほうがよくあてはまるという場合は、専門医

にそのことを伝えましょう。この症候群についてはまだあまりよく知られていません。ADHDの亜型なのか、それともまったく別の注意力の障害なのかということもまだわかりません。本書ではこの症候群についてはこれ以降ふれません。

ここまで読んでもまだ医師の判断に納得がいかなかったら？

　ここまでADHDとその診断について深く学んできました。たぶんこの時点では診断名もはっきりしていることでしょう。自分がADHDであるということを受け入れるための心の準備はできましたか？　それこそが、最善の治療を受け、これまで求めてきた、自分の本来の力にふさわしい生活を手に入れるための第一歩です。

セカンドオピニオンを求めるべき？

　初めて受けた診断面接の結果に納得がいかないとしたら、次のように自分に問いかけてみてください。「この医師は入念な検査や面接をしたうえで診断を下したとはいえない、不正確な情報に基づいて判断した」と心から思うのであれば、ぜひセカンドオピニオンを求めてください。

　しかし、医師が入念な検査と面接をして、正しい情報に基づいて診断し、自分でもその診断がぴったりあてはまるように感じられてもなお、ADHDと言われることには抵抗があるかもしれません。それはもしかすると、受診する前から「自分の診断はこうに違いない」と思い込んだり自分で診断名をつけたりしたせいかもしれません。たとえば自分は双極性障害にちがいないと思い込んで受診し、初めてADHDであることがわかる人もいます。自分が思っていた病名とまったくちがったものが出てきた場合にはとまどうのは当然です。このような場合はセカンドオピニオンを求めてみましょう。もしかするとセカンドオピニオンを受けてもおなじこと

を告げられて、納得がいかない思いをするかもしれません。最初の診断面接に疑問を感じ、その結果に納得がいかないという場合は、納得がいくまでいくつセカンドオピニオンを求めてもかまいません。

自分は絶対にADHDにちがいないと確信しているにもかかわらず、医師が「ADHDではありません」といった場合のセカンドオピニオンについては42〜44ページの囲みを読んでください。

最後にいくつかのデータを見てみよう

ADHDの診断を受けたものの、まだそれを受け入れるための心の準備ができていないという場合は、次のデータをみてください。あなたはひとりではありません。

- ADHDは全人口のうち、子どもの5〜8％、大人の4〜5％に発症する。
- 子どもでは、男子の発症率は女子の3倍である。大人においては差は小さくなり、男性対女性の比率は2対1以下である。
- 現在までに行われた研究では、すべての国、人種においてADHDがみられる。
- ADHDはどの社会階層にも人種にもみられ、田舎や郊外の地域に比べて、都会の人口の密集した地域によりみられる。

ADHDであることがわかったからといって悲観することはありません。よい方法がたくさん開発されています。ですが、その方法を取り入れるためには、まず診断を認め、ADHDが自分の一部であると受け入れなくてはいけません。そうしなければ、最善の治療法を探すこともできず、専門家の助けを得ることもできません。

いまよりもっと快適な生活があなたを待っています。準備はいいですか？

自分ではADHDにちがいないと思っているのに医師にADHDではないと診断されたら？

　これがADHDについての不思議なところなのですが、「ADHDであれば、うまくできなくても仕方がない」と知られているため、自分の満足いく活動ができないとき、「もしかして自分はADHDだからうまくいかないのではないか？」と思う人がいるようです。あなたはどうでしょうか？

　ジョーは高校生のときに将来医師になるという目標を立てました。名の通った生物学科があり医学系大学院への進学率が高い大学を受験して、なんとか補欠合格で入学したのですが、どの理系クラスも難しすぎてうまくいきませんでした。大学3年生になるころには、成績は平均3.0以下にとどまる始末で、有機化学では3回も落第していました。ジョーは「自分はどこかおかしいのではないか？」と考えました。一生懸命勉強したし、熱意もある。クラスのみんなと知能は変わらないはずなのに……。大学を卒業し、MCAT（医学系大学院入試統一テスト）を受けましたが、結果は散々なもので、ジョーは「自分は絶対にどこかが悪いにちがいない、病気にちがいない」と確信しました。同級生たちはみんなジョーが目標とする道にたやすく進んでいくのに、自分は行き詰まったまま、医学系大学院なんて絶対に入れないのではないかと思われます。そこで、ジョーは自分がADHDなのではないかと疑い、診察を受けることにしました。ADHDについて調べれば調べるほど、自分のこれまでの問題がすべて説明されるように感じられます。しかし、医師は「ADHDではありません」と答えました。セカンドオピニオンを求めた医師も、その次に診察を受けた医師もADHDではないと診断しました。

　キャリーもまたおなじような経験をしています。小さいころから「天才児」と言われ、自分は何をやってもうまくいくはずだと信じてきました。しかし、大学を卒業後、職を転々としてばかりのキャリー

を見て、キャリー自身も家族もADHDを疑うようになりました。「IQからすれば、どの仕事もキャリーにとっては簡単すぎるはずなのに次々とクビになるのはおかしい。ADHDのせいだと考えなければ説明がつかない」というわけです。しかし、診察を受けてみると、キャリーはADHDではなく不安症だということがわかりました。自分では認めようとしませんでしたが、キャリーは新しい仕事に就くとき、不安と恐怖で頭がまっしろになり、仕事にまったく集中できなくなってしまうのです。幸運なことに、キャリーが診察を受けた医師は真の問題を見抜き、不安症の専門医にキャリーを紹介したのです。キャリーはその専門医とともに治療に取り組み、落ち着いて自分の診断名を受け入れ、薬物治療を開始し、コーピングテクニックを学びました。

　カルの場合は、これといった理由なく――IQが高かったとかクラスメイトと比較するとか――、自分はADHDなのだ、だから将来性のない仕事しかできず、友達も彼女もできないんだと思い込んでいました。「自分はもっとできるはず。もっとちがう人生を送れるはず。こんな生活をしているのにはきっとなにか原因があるにちがいない」と考え、何年ものあいだその原因を探し求めていました。わたしたちはカルのような人々をたくさんみてきました。自分が思い描く通りの人生を送れないからといって、それをなんらかの精神疾患があるせいではないかと考えるのです。しかし、このような人々の人生がうまくいかない原因はADHDではありません。まるでテレビの歌唱力コンテストのようです。ただし、キーを完全にはずして歌いながら「自分は優勝するにちがいない」と思い込んでいるわけではなく、ほかの人とおなじようにうまくできているのに、自分にとって満足のいくレベルではないからというだけで「自分はダメなんだ、なにをやってもうまくいかない」と思い込んでいるのです。

　標準レベルからみて自分がどの程度のものなのかを判断するのでは

なく、むしろ自分が「病気である、障害がある」と思うことで自分のレベルを歪めて判断しようとするのは、まるで『不思議の国のアリス』の一場面のようです。不思議の国では、すべてが目に見える通りではなく、言葉でさえ思った通りの好きな意味を与えることができるのです。平均的なレベル、あるいは平均以上にできる人を「病気、障害がある」とするのは、「病気、障害」の悪用であり、どんなにがんばっても標準以上の機能を発揮できない人に対して失礼です。

専門医がADHDではないと判断した場合、ADHDによく似た症状があるのは以下の理由によるものかもしれません。

- 55歳以上もしくは更年期前後では、忘れっぽい、気が散りやすい、きちんと片付けられないという状態は年齢相応のもので、病気ではありません。
- 甲状腺機能の異常、中耳炎、連鎖球菌による咽頭炎などの疾患にかかっている、またはその直後（ADHD様の症状が出ることはまれではありますが、可能性としてはありえます）。
- マリファナ、コカイン、メタンフェタミン（中枢神経刺激剤）などの薬物やアルコールの過剰摂取によって、注意力、記憶力、集中力に障害があらわれます。
- 過剰なストレスによっても、一時的にADHD様の症状が出る可能性があります。
- 注意力の保持、行動抑制、作業記憶、感情統制といった機能をつかさどる脳の部位の損傷によってADHDが疑われるような症状があらわれます。

こういったADHD以外の原因については、診断面接で明らかになります。その場合は、専門医が適切な医療機関を紹介してくれるはずです。

ステップ 2

考え方を変える
ADHD について知り、受け入れる

　ADHDの診断を受けるということは、よりよい生活へのパスポートを手に入れるようなものです。それさえあれば、次のことができます。

- 薬物療法を受け、それによって集中し、最後までやり通し、スケジュールを守り、気が散ることなく、やりたいこと、やるべきことができるようになる。
- 自分の強みを生かすための工夫を学ぶことができる。
- 自分の弱みをうまくカバーするためのテクニックを身につけることができる。
- 職場から家庭まで、特定の場面でよりうまく行動するための対処方法を学ぶことができる。
- 夢を実現し、目標を達成するために、専門家やおなじADHDの仲間からの助言や援助を得られる。

　本書ではこのあと、必要な支援を受けるための方法について詳しくみていきたいと思います。しかし、そういった情報は、自分にもっとも合った治療法や援助を見つけて有効活用するための第一歩に過ぎません。それ以上に大切なのは、自分自身と、自分のADHDについてよく知ることです。自分のADHDを真に理解するためには、ADHDをまさに自分のもの

にしなくてはなりません。

「ADHDを自分のものにする」というのは、ADHDを自分自身の一部としてしっかり受け入れるという意味です。「頭ではある程度わかっているし、医師の診断には表向き同意したけれども、心のなかでは"自分はちがう"と思っている」のならば、なにも変わりません。わたしの経験では、こういった人は治療を受け入れることができません。診断面接に時間もお金もかけておきながら、結局はこれまでとおなじやり方をして、おなじように苦しみ続けます。

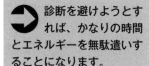
診断を避けようとすれば、かなりの時間とエネルギーを無駄遣いすることになります。

実は、大人の場合、ADHDの診断を受け入れると「自由になった、解放された」と感じる人が多いのです。もうこれで次々に問題が起こったときに、自分に対しても他者に対しても、隠したり言い訳をして防衛的になったり、ごまかしたりうまく取り繕ったりしなくてよいのです。自分はADHDではない、病気ではないと必死で自分に言い聞かせなくてもいいのです。ちなみに、わたしはハゲています。色盲で、赤と緑の区別が6割以上つきません。洋服のセンスもよくありませんし、絵のセンスもまったくありません。機械いじりもまったくダメ。さらに、どちらかといえば音痴です。もう老眼鏡が必要ですし、わずかに残っている髪も白髪まじりです。そのわずかに残った毛はさらに南下して鼻毛と耳毛になっています。しわも、ゆっくりと確実に増えています。ほかにもたくさんの欠点がありますが、まあ目立つものをあげるとこんな感じです。わたしは欠点もすべてふくめてありのままの自分に満足しています。なぜかというと、いったん欠点をすべて受け入れさえすれば、次にこう考えることができるからです。「だから、なんだ。完ぺきな人などいないよ。たいした問題じゃない。欠点があるからって世界が終わるわけじゃない。ありのままを受け入れてやっていけばいいだけだ」と。

あなたもこう考えてみてください。そして、歩きはじめましょう。学び、愛し、生き、貢献し、豊かで実りある人生を手に入れるのです。人は、自分のありのままをすべて受け入れてはじめて、幸せになることがで

きるのです。ありのまま、とはもちろんADHDもふくみます。ADHDを受け入れたからといって、「自分はダメだ」という気持ちになるわけではありません。なぜなら、ほんとうに受け入れることができれば、「だから、なに？」という気持ちになるからです。自分にはADHDがあるということを認め、診断を受け入れ、ADHDを自分のいろんな面のひとつとして受容することができれば、ADHDにうまく対処する技術を磨き、自分の強みとしてつかいこなすことができるのです。

　ADHDを認めることができなければ、ステップ2のはじめに書いた診断の利点を活用することができません。ADHDがあることをいったん受け入れると、次のことが可能になります。

- 助けを求めることができる。
- ADHDについて理性的にほかの人と話し合うことができる。
- 必要があれば、職場、学校、家庭でどんな特別支援が必要か調べることができる。
- 自分の状態に合わせた行動やスキルを身につけることができる。
- 必要に応じて症状をコントロールするスキルを身につけることができる。

　わたしはこれまで大人のADHDの方と何年も接してきました。ADHDを自分自身の一部、人生の一部として捉えなおすことが、患者さんにとってもっとも重要な分岐点となり、そこからADHDを自分のものとしてコントロールできるようになった姿を数多くみてきました。わたしの知る限り、それがADHDに生活を壊されるのを免れる唯一の方法です。でも、これまでずっと、ADHD以外の理由でうまくいかないと自分に言い聞かせ続けてきた場合や、まわりの人から「意思が弱いからそうなるんだ。病気や障害のせいなんかじゃない」と言われ続けてきた場合、ADHDを自分の一部分として受け入れるのはなかなか難しいかもしれません。でも、安心してください。一度にすべてを受け入れられなくてもいいのです。ま

ず、ADHDについて知ることからはじめましょう。すると、ある程度コントロールすることができるようになります。そうすると、ADHDを少しずつ受け入れ、ADHDをうまく活用して生きることができるようになるのです！

第6章

自分のADHDについて知る

ADHDについて知るところからはじめましょう。

> **知は力**
>
> この本を最後まで読みましょう。そのための時間をつくるように努力しましょう。本書は、なるべく1章の長さを短くして、集中して読めるようにしてあります。囲み、リスト、表などは飛ばして後からまとめて読んでもかまいません。毎日何章読むか目標を決めましょう。最初はある程度飛ばしながら読んでもかまいません。とにかく最後まで読むのです。毎日決まった時間に、たとえば15分間などと設定して読むのもいいですね。パソコン、携帯電話、腕時計などをつかってアラームを設定するとよいでしょう。
>
> 「この情報は正しいものか？」と疑う目をもってください。ADHDについて本書を通じてよく学ぶことで、信じるに足る情報を自分で見分けられるようになります。第11章の終わりに、正しい情報の見分け方をまとめました。これをつかうと、まちがった情報や嘘の情報、誇大広告を区別できます。

ADHDがあると考え方や感じ方はどうなるのか

現在明らかになっている限りでは、ADHDの原因は脳の神経の障害であり、遺伝によって起こると考えられます。136～137ページのインフォ

メーションのコーナーに書いたように、脳スキャン画像から、ADHDの人の脳の発達過程はそうではない人の脳とはちがいがあることがわかっています。血縁関係にある家族、一卵性双生児と二卵性双生児を対象とした研究から、ADHDは遺伝性が非常に強い疾患であることが明らかになっています。

> 脳スキャン画像の技術が発達し、生きている人の脳の状態を知ることができるようになりました。それによって、脳の活動時の動きや構造が明らかになっています。

> **i** 研究から、ADHDは遺伝性疾患である可能性が強いことが示されています。
>
> - ADHDをもつ子どもの肉親の10〜35％においてADHDが見つかっています。
> - 両親のいずれかがADHDである場合、血縁関係のある子どもの40〜57％においてADHDがみられます。つまり、両親のいずれかがADHDの場合、その子どもがADHDである確率は、両親が健常である場合の8倍になります。

ここからは、ADHDの発症原因についてはいったん忘れましょう。 もう変えることはできないのですから。でも、こういった原因によってどんなことが起こっているのかを知ると、どんな治療が必要か、どんな対処方法を身につけたらよいのかがわかります。

わたしと同僚が数十年にわたって行った研究から、ADHDがあると、DSM（アメリカ精神医学会による『精神疾患の診断・統計マニュアル』）にある18の症状にとどまらず、もっと多くの問題が生じることが示されています。このDSMの18の症状は、多くの臨床医がADHDを診断するときにつかっていますが、わたしたちの研究では、さらに91もの症状（巻末のリストを参照してください）がADHDのある人々を苦しめていることがわかっています。これが明らかにADHDの診断が困難な理由のひとつです。でも、この大量の症状はなにを意味しているのでしょうか？

91の症状が明らかになったわけですが、これをどう理解すればADHDのことがさらによくわかるのでしょうか？

わたしの研究をふくめ、他の研究からも、これらの症状が3つのグループに分けられることが示されています。ADHDとはこの3つのグループの症状からなる障害なのです。

- 自分をとめられない。
- 自分をコントロールできない。
- 実行機能に障害がある。

ステップ2をさらに読み進めていけばわかりますが、この3つのグループは互いにかかわりあっています。自分をとめられなければ、自分をコントロールすることはできません。実行機能に問題があれば、自己コントロールの問題が生じます。わたしは多くの研究を通じて、ADHDとはすべて自己コントロールの問題なのだと考えるようになりました。しかし、まずは自分のADHDの症状について、3つのグループに分けて考えてみましょう。そのほうがわかりやすいはずです。

以下に3つのグループの症状の例をまとめました。あなたにあてはまるものはありますか？

自分をとめられない
- 待つことが難しい。
- 衝動的に決断する。
- 思いつきで話す。
- 自分をとめなくてはいけないときでも、うまくとめられない。

自分をコントロールできない
- 最後まで待てない。いま楽しいこと、やりたいことがあるとき、それを我慢してやるべきことをやるのが難しい。

- 結果を考えずに行動に移す。
- 退屈になったり、ほかにやりたいことを見つけると仕事を途中で放り出す。
- 説明をよく聞かずに（説明書をよく読まずに）やりはじめる。

実行機能に障害がある
- 時間感覚がない。
- やるべきことを忘れてしまう。
- 当然わかるレベルのことが、一度読んだだけでは理解できない。
- カッとなりやすい。

　これは例の一部にすぎません。でもこれを読めば、「**自分をとめられない**」ということは、行動を起こす前に立ち止まって考えることができないという問題なのだとわかるでしょう。自分をとめられなければ、自分をコントロールできないのです。**自己コントロール**とは、最初の衝動のままに行動するのではなく、それとはちがう行動を選択できるように自分を導くための反応です。自分をとめるのは、心のなかでブレーキを踏むようなものです。ブレーキを踏んでスピードを落とし、進入しようとしている交差点に車はいないか、通過しても安全かどうかをチェックするのとおなじように、これから自分がとろうとしている行動がよい結果をもたらすものかどうかをチェックします。自己コントロールとは、たとえ急いでいて、交差点を突っ切ってしまいたいようなときでも、完全に停止して交差点の安全が確認できるまで待つような行為を指します。

　実行機能とは、自分をコントロールするために行う特定の自発的な行為です。過去についてふりかえり、未来を予測し、それに基づいて行動を導くためにつかう意志の力です。研究者のあいだで、名前やカテゴリーの数について意見は分かれていますが、大体次のように考えてもらえばよいと思います。抑制、作業記憶、感情統制、計画、注意の５つです。衝動的に行動する前に自分をとめたあと、この５つの機能をつかいます。この力

を発揮するためには、意志と努力が必要だという点に注意してください。自動的に発揮できるものではありません。この実行機能の働きにより、わたしたちは自分をコントロールするために、実際にどんな行動をとるか決断することができます。自動車のハンドルのようなものだとイメージしてください。

ふだんの生活のなかで生じる5タイプの問題

これから述べる5タイプの問題がどれだけ大変なものかがわかると、自分をとめられない、自分をコントロールできない、実行機能に障害があるというADHDの症状が、どれだけ日々の生活を侵害するかがよくわかります。以下のチェックリストをみて、自分にあてはまるものがないかどうかをざっとチェックしてください。ADHDによってどれだけ影響を受けているのかがわかるはずです。

問題1：時間、計画、目標設定について自己管理がうまくできない

- ☐ とりかかりをぐずぐずと引き伸ばす。ギリギリまで手をつけられない。
- ☐ 時間感覚がない。
- ☐ 時間を無駄にする、時間のつかい方が下手。
- ☐ 仕事ややるべき課題に対して準備をしない。
- ☐ 締め切りを守れない。
- ☐ 十分準備ができない、前もって計画しておくことができない。
- ☐ やるべき仕事を忘れる。
- ☐ 自分で決めた目標を達成できない。
- ☐ 仕事や約束に遅刻する。
- ☐ 覚えておくべきことを忘れてしまう。

- ☐ いまやっていることのゴールや目的を忘れてしまう。
- ☐ 一度にいくつものことをしようとすると途中でわからなくなる。
- ☐ 締め切り直前にならないと取りかかれない。
- ☐ どのくらい時間がかかりそうかを正しく見積もることができない。
- ☐ 自分でやる気を奮い立たせることが難しい。
- ☐ やっていることを投げ出さないようにやる気を保つ、最後までやりきるまでやる気を保つことが難しい。
- ☐ やらなくてはいけないとわかっていても、前もって準備しておく気になれない。
- ☐ １つのことを終わらせる前に新しいことに手をつける。
- ☐ 自分で「これはしっかりやるぞ」と決めたことでも途中で投げ出してしまう。
- ☐ 自分でした約束を守ることができない。
- ☐ 自分に甘い。
- ☐ 重要度や緊急性にあわせて仕事の段取りをつけることができない。うまく優先順位をつけられない。
- ☐ 金銭管理がうまくできない。クレジットカードをつかいすぎる。

　自分にあてはまるものがたくさんありましたか？　そういう人にとっては、大人のADHDが、先を見越してきちんと準備をしておく能力を損なうものだということが明らかなはずです。

いくつあてはまりましたか？　自分の経験で、よく似たものがあれば書いてみましょう。

問題2：集中することができない、問題解決が苦手、作業記憶が弱い

- ☐ 暗算が苦手。
- ☐ 前に聞いたことや一度読んだものを思い出せない。
- ☐ 人に話しているとき、なにを伝えようとしていたかわからなくなる。
- ☐ 難しい作業や複雑な作業をするとき、一度見ても覚えていられない。おなじように作業することができない。
- ☐ いつも以上に考えなくてはいけないような課題や仕事は好きではない。
- ☐ 考えをまとめて整理できない。
- ☐ 言いたいことをうまく言えない。
- ☐ いろんな解決方法を考えることができない。
- ☐ 人になにかを説明しようとするとき、言葉がうまく出てこない。
- ☐ すばやく自分の考えを文章にまとめることができない。時間がかかる。
- ☐ 自分とおなじくらいの知能レベルの人と比べて、想像力や創造力が乏しい。
- ☐ ある目標を達成しようとするとき、さまざまな手段を見つけること

ができない。
- [ ] 新しいことや複雑なことを学ぶとき、すぐ覚えることができない。
- [ ] 正しい順序通りにものごとを説明することができない。
- [ ] 要点に的を絞ってすばやく説明することができない。
- [ ] ものごとを正しい手順でできない。
- [ ] 予想しない出来事が起こったとき、瞬時に判断してうまく動けない。
- [ ] 不器用で、スムーズに動けない。
- [ ] 予期しない出来事が起こったとき、反応がにぶい。
- [ ] 自分がしたことや行った場所について、よく覚えていない。

> 自分にあてはまるものはありましたか？「自分といっしょだ！」と強く感じたものはどれですか？
> _____
> _____
> _____
> _____

経験からもおわかりだと思いますが、ADHDをもつ大人は、集中して考えをまとめ、順序よく行動を組み立てることができません。すばやく効果的な解決方法を考えたり、複数の解決方法を見つけたり、障害を予想してそれに備えることが難しいのです。

問題3：自分に甘い（自分を抑えられない）

- [ ] 待つのが苦手。
- [ ] 衝動的に決断する。

- [ ] 自分の反応を抑えることができない。
- [ ] 自分の行動をとめなくてはいけないときでも、とめるのが難しい。
- [ ] 「まちがっている」と教えられても、行動を変えることが難しい。
- [ ] ほかの人のことについて、考えなしに口にする。
- [ ] 結果について考えることなく行動する。
- [ ] 急に思い立って、あるいは気まぐれで計画を変更する。
- [ ] 前におなじような状況でなにが起こったかをふりかえることなく反応してしまう。
- [ ] おなじ年代の人に比べて、あまり先のことについて深く考えない。
- [ ] 自分の言動についてあまり気にしない。
- [ ] 自分に深く関わるようなことでも慎重に考えようとしない。
- [ ] ほかの人の立場に立って考えることができない。
- [ ] 怒りっぽい。
- [ ] すぐに感情的になって過剰に反応する。
- [ ] 先のことについて心配しない。
- [ ] 深く考えずに実行する。
- [ ] 問題が起こったとき、あるいはストレスがあるとき、しっかりと落ち着いて判断することができない。
- [ ] その場のルールに従うことができない。
- [ ] 自分の好きなやり方に頑固にこだわって、やり方を柔軟に変えられない。
- [ ] トラブルばかり起こす。
- [ ] 運転するとき車を飛ばしがち。スピード違反をする。

> どれが自分にあてはまりましたか？　最近おなじような経験はしませんでしたか？
> _____
> _____
> _____

　自分をとめられないというのは、行動だけではありません。思考や感情もとめられないのです。だから、「自分をとめられない」という特性は、多くの場面で問題を生み出します。自己コントロール力を引き出すチャンスが得られるように、行動、思考、感情をとめて時間をつくることができなければ、長い目でみて自分にとって利益となるような行動を選択することはできません。

問題4：自分でやる気を起こせない、やる気を保てない

- ☐ 仕事で手抜きをする。または、やるべきことをすべてやらない。
- ☐ 退屈だったり、難しすぎるときは、仕事を途中でやめてサボる。
- ☐ 楽しみを先延ばしできない。いまやっていることが楽しいことだと、目標を達成するためにそれを後回しにすることができない。
- ☐ やるべきことの細部に十分注意を払わない。
- ☐ ほかの人とおなじくらいのレベルで、もしくはできて当然のレベルまで努力できない。
- ☐ 「やる気がない」「手を抜くな」と言われる。
- ☐ 仕事をすべてやりきるためにはほかの人の手助けがいる。
- ☐ すぐに給与がもらえない限り、仕事を最後までやりきれない。
- ☐ 仕事をしていなくてはいけないときでも、もっとおもしろいことがあるとき、そっちに行きたい気持ちを抑えられない。

- [ ] 仕事の量や出来にばらつきがある。
- [ ] 指導監督つき、もしくは頻繁に指示を受けなくては、きちんと仕事が出来ない。
- [ ] まじめにするべきときに、ふざけてバカなまねをしてしまう。

> どれが自分にあてはまりますか？　どんな状況でそうなりますか？
>
> _____
> _____
> _____

　ADHDの人にとっては、退屈なこと、努力が必要なこと、何日もかかることをしなくてはならないとき、やる気を保って根気強く取り組むのはとても大変です。みなさんも経験からおわかりでしょう。自分でやる気を起こすことができなければ、やるべきことを最後までやりぬくことはできません。ADHDがあると、すぐに報酬が手に入るか、あるいは「やらないと大変なことになる」と脅されなくては、やる気を保つことが難しいのです。

問題5：注意、集中を保つことが難しい

- [ ] 集中しなくてはいけないときでも、関係のないことを考えてすぐに気が散る。
- [ ] 集中していなくてはいけないときに、ぼーっとしてしまう。
- [ ] 指示や説明書をしっかりと理解しないまま、やりはじめる。
- [ ] 一度読めばわかるレベルのものでも、わからないことが多く読み直す。

- ☐ すぐに気が散る。
- ☐ おもしろくないと思うことをやり続けることができない。
- ☐ 退屈すると眠くなる、もしくはぼんやりする。
- ☐ まわりで起こっていることにすぐに気をとられて興奮する。
- ☐ 読書、書類仕事、講義、仕事に集中し続けることができない。
- ☐ すぐに飽きる。

自分にあてはまるものはどれでしょう？　とくに困るものはどれでしょうか？

_____
_____
_____

　ADHDの大人は、自分にとって興味がないもの、楽しみが見出せないもの、すぐに報酬が得られないものに対しては、ぼんやりしたり、眠くなったり、やる気を保てず不注意になり、集中し続けることがとても難しいのです。

> わたしの最近の研究から、上述した5タイプの問題について、ADHDの大人の89～98％がかなり深刻な問題を感じていること、ADHDのない一般の大人ではわずか7～14％しかあてはまらないことが示されました。
>
> | | ADHDの大人 (%) | 一般の大人 (%) |
> | --- | --- | --- |
> | **自己評価** | | |
> | 時間の管理ができない | 98 | 8 |
> | 考えをまとめられない、整理できない | 89 | 11 |
> | 自分をとめられない | 94 | 7 |
> | やる気を起こせない、保てない | 95 | 9 |
> | 集中困難 | 98 | 7 |
> | （本人をよく知っている他者の評価） | | |
> | 時間の管理ができない | 96 | 9 |
> | 考えをまとめられない、整理できない | 84 | 7 |
> | 自分をとめられない | 94 | 11 |
> | やる気を起こせない、保てない | 84 | 9 |
> | 集中困難 | 99 | 14 |

　ADHDがあると、大人として活動するあらゆる場面でこの5タイプの問題が起こります。日常生活のなかでやるべき、ほぼすべてのことがADHDによって影響を受けるのは明らかです。学業や仕事において重大な悪影響があることも明白でしょう。でも、さらに困るのは、恋愛関係や夫婦関係、その他の人付き合いの場面ではないでしょうか。また、金銭管

理、運転、子育てに困っている人は、ADHDが上記の5つのタイプの問題の原因になることを実感しているかもしれません。また、健康的な生活習慣を維持するのも困難なはずです。こう考えると、次のような結論に自然にたどりつくでしょう。

大人にとってADHDがあるということは、単に注意集中が困難というだけの些細な問題ではありません！

それどころか、ADHDは、先を見通して準備するための能力を損なう障害です。先に述べた5タイプの問題があると、その結果、未来のことが見えず、いまのことしか考えられなくなります。そうなると、みなさんも実体験としておわかりだと思いますが、生活のほとんどの場面で深刻な問題が起こります。

> ADHDは時間感覚を失わせます。

ステップ2〜4では次のことをじっくりと学びます。きっと大きな助けとなるはずです。

ADHDとは、「どうしていいのかわからない」のではなく、すでにわかっていることを適切なタイミングで活用することができない」という障害である。

これを決して忘れないようにしてください！ ADHDを理解するためだけではなく、自信をとりもどし、自分の人生をよりよいものにするために。ADHDだということは、「バカ」なわけでもなく、「怠け者」でもなく、「ちゃんと注意していないから」でもないのです。なにをしたらいいのかは理解しています。では、どうすればすでにわかっていることを、適切なタイミングで実行にうつせるのかを学んでいきましょう。

第7章

衝動にあらがう
──セルフコントロールの第一歩──

「どんなにがんばって気持ちを集中させようとしても、すぐに気が散ってしまうんです」

「きょうの午前中にはこのプロジェクトを完成させておかなきゃいけないってわかっていたのに、国中の人と戦えるオンラインのサッカーゲームに夢中になってしまって、どうしてもやめられなかったんです。そのせいで、いま職場ではけっこうまずい立場になっています。なにかちょっとでもおもしろそうなことがあると、ほんの少し気になる程度のものでも、すぐに気をとられて仕事が手につかなくなってしまうんです」

「こんなことが数え切れないくらいあるんですよ。考えなしにベラベラしゃべって、だれかを怒らせてしまったり、"どうしても欲しい！"と思って、十分な銀行残高がないにもかかわらずクレジットカードでパッと買ってしまったり、その日やるように言われていた仕事がつまらないからって、朝起きて、思いつきで仕事をやめてしまったり……」

どんな人でも行動を起こす前に必ず一度立ち止まって考えなければうまくいきません。「立ち止まる」が、大切なキーワードです。「待つ」ことができれば、行動を起こす前に考えることができ、「こうしたほうがいいな、これをするとまずいな」というように行動を選択することができま

す。起こることすべてに、なにも考えずただちに反応してしまうと、一日中ピンボールのように飛び回らなくてはいけません。身の回りで起こることに反応しないための力が、やるべきことをやり遂げるためには欠かせません。それが臨機応変に動くための土台になるのです。自分の反応をとめているあいだに、よりよい言動を選ぶ余裕が生まれるのです。これを重ねると、さらに賢い選択ができるようになります。

気が散って脇道にそれる自分をとめられない

30歳のダンは次のことがほとんどできません。
- 読書
- 書類仕事
- 大学の講義の受講
- テレビの視聴
- 映画鑑賞
- 長時間の会話

ダンは本を読もうとしても一度に一段落以上集中して読むことができません。「いつもまわりでなにかあって気が散ってしまうんです。窓の外で鳥が鳴いたとか、子どもが部屋に入ってきたとか、ある一文を読んでぱっと頭に浮かんだことが気になって仕方がなくなるとか……。書類仕事みたいな退屈なことに長時間取り組むってことができないんです。大学の講義はもってのほか。最悪ですよ。講義に飽きても出ていくってわけにいかないし、だいたい先生の言っていることをずっと聞いているなんてできないし。ある程度気に入っているテレビ番組ならばなんとか見続けますが、それでもとくにCMになったとたん、チャンネルを次々に変えて、ほかにいい番組はないかってチャンネルサーフィンしてしまうんです」。ダンの奥さんは、仕事のあとゆっくりと座ってその日の出来事をダンに話したいと思うのですが、そのあいだもダンはなにか運動をしたりうろうろ歩き回っ

たり、心のなかであれやこれやと忙しく考え事をしてしまうのです。「動いていないときも、心のなかはずっとせわしない状態です。なにかせずにはいられないような、なにかをさわったり動かしたりせずにはいられないような感じなんです。そんなふうにしていると、妻はほんとうにイライラするようです」

上に挙げたダンの苦手なことリストはあなたにもあてはまりますか？ ほかにもあったら書き込んでみましょう。

_____
_____
_____
_____

　ダンは小さいときからずっと「集中していない」と言われてきました。本人にはまったくそんなつもりはありません。わざとぼーっとしているわけではないのです。ADHDを理解するうえでこれはとても重要なことなのですが、「集中困難」といわれる状況は、実は衝動コントロールの問題からきているのです。ダンのようなADHDの人は注意や集中を維持することができないわけではありません。視界に入ったり耳に入ったり頭のなかに浮かんだささいなことに、その瞬間に注意を向けたいという衝動を抑えることができないのです。なにをするべきかがわからない（集中できない）という問題ではないのです。こうしたらいいとわかっていることを適切なタイミングで行うことができないのが問題なのです。考えや行動が突然わき道にそれてしまうのを「とめる」ことができないのです。
　ほとんどのADHDのケースにおいて、とめることができないという抑止の困難は幼少期からあらわれ、大人になっても症状として残ります。ちょっとした音や動き、あるいはなにか目に入ったものに注意がそれるの

をとめることができないために、両親、友人、同僚にがっかりされたことがこれまで何度もあったことでしょう。ほかの人たちはみんな、いまやっていることに専念できるというのに、なぜ自分はできないのでしょう？ほかの人より感覚が鋭くて、ささいなものごとや人影をキャッチしてしまうのでしょうか？　そうではありません。ADHDではない人は、自分の気を散らすような物音やイメージへの反応を自分でとめられるのです。あまりにも自然に、無意識にやっているので、自分がそういう努力をしていることに気づかないくらいです。でもADHDの人はそうではありません。そういった「オフ」スイッチがないために、いまこの瞬間にやるべき、いちばん大事な課題に集中し続けることができないのです。

　また、ダンのリストにあげられた活動は、「じっとしている」ことができないと難しいものばかりです。大人よりも子どものADHDによくみられる多動は、衝動コントロールの問題と深くかかわっています。ダンは「動いていないときも、心のなかはずっとせわしない状態です」と話していました。ダンは大人になって、奥さんが話しているときにリビングで走り回ってとんぼ返りをしたいという衝動を抑えることはできますが（10歳だったら抑えられなかったでしょう）、それでも貧乏ゆすりをしたり、近くにある置き物をいじったりします。あまりに落ち着かなくて居心地が悪いので、奥さんの話に集中しようとするだけでイライラしてしかめっ面になってしまいます。ダンのそんな様子を見て奥さんがどう思うか……みなさんもおわかりでしょう。

> 脳の発達と自制スキルの関連については第９章でもっと詳しく述べています。

> ダンのこういった態度がADHDの脳の発達のバランスの悪さから来ていることがわかっていれば、ダンの奥さんももっとダンの態度の悪さを許すことができたことでしょう。131ページで詳しく述べますが、アメリカ国立精神衛生研究所（NIMH）による研究から次のことがわかっています。脳のなかには、身体のさまざまな動きを開始することにかかわる脳の領域があり、ADHDのある人たちでは、これらの領域が非常に早く成熟してしまうのです。しかし、自制し、目的に向かって行動をコントロールするための高次の脳システムの発達は遅くなります。つまり、ADHDの子どもは常に動き回るための神経による衝動がありながら、それを制するためのブレーキがまだない状態にあるのです。成長が進むにつれて、脳という偉大な学習装置は遅れていた部分の発達をやや取り戻します。そのために、ダンは大人になってから居間を転がり回らずにすんでいるのです。でも、ADHDがない人とおなじレベルにまでは発達できません。そのために、ダンは常になにかせずにはいられないようなそわそわした気持ちを感じているのです。

早撃ち名人――でも、早すぎるのが問題

次に、25歳の女性、シャイラの「できないことリスト」をみてみましょう。

- 列について待つこと
- だれかが「のろのろしている」ときに黙っていること
- 運転中、右折のタイミングを辛抱強く待つこと
- 話を途中でとめること

「待つって、ほんとうに無理」なために、シャイラは長い列について映画のチケットを購入することができず、見たい映画も見られずにいます。運転中、右折を待っているとき、右折レーンの前方にたくさんの車があると、信号を無視して路肩や歩道に車を進め、順番を待たずに右折してしま

います。交通渋滞にはまると「意味がないってわかっていても」車のホーンを何度も鳴らして前の車を動かそうとします。

　ダンは気が散ってしまうためにやるべきことができず、悩んでいましたが、シャイラの場合は脳のなかでブレーキを踏めないためにやらないほうがいいことを「やってしまう」という抑制の問題があります。すでに一度、危険運転のため免停になっています。職も転々としています。ちょっとでも退屈な仕事をさせられたり、待たなくてはならなかったりすると耐えられないので、ときには勤務初日に仕事を辞めることもあります。学校にいるときは、あまりに「おしゃべり」がすぎるためにしょっちゅう校長室に呼ばれていました。大人になってからは、だれとどんな会話をしていても勝手にぶつぶつと自分の話したいことを一方的に話してしまうので、「シャイラと話すのはうんざり」「どうしてそんなに自己中心的なの？」と思われてしまいます。10代のとき、ある小さなスポーツカーを買いたかったのですが、お金をどんなに貯めようとしても、我慢できずにつかってしまうのでまったく貯金ができませんでした。それである日、シャイラは友達の父親のスポーツカーをだまって「借りて」しまったのです。盗難の疑いで警察が捜査し、シャイラはハイウェイでその車をひとりで飛ばしていたところを止められたのですが、幸運にも起訴はされませんでした。でも、これからもそう幸運が続くとは限りません。また、思いついたことはなんでもそのまま口に出してしまうので、通りすがりの人と口論になったり、友達と疎遠になることもしょっちゅうです。まわりの人たちはシャイラのことを短気で無神経、あるいは単に「頭が悪い」「バカなんだ」と思っています。たしかに、精神状態や知性もシャイラのまずい選択に影響を与えていますが（第9章を参照）、そもそもの問題はシャイラがその場で感じた衝動をとめられないということから始まっているのです。

> シャイラの「できないことリスト」はあなたにもあてはまりますか？ ほかにも付け加えることがあれば書いてみましょう。
> _____
> _____
> _____
> _____

ひとつのことしか頭にない

　静かに座っていられない、集中できない、行動する前に考えることができないという問題と、いまやっていることをやめられない、とめられないという問題は実はおなじ根っこをもっています。ジェスのケースをみてみましょう。学校生活のあいだずっとジェスは物覚えが悪いと思われてきました。おなじまちがいを何度もくりかえしてしまうのです。だれが見てもうまくいきそうもないようなやり方にこだわって、頑固にくりかえします。あるとき、ジェスは家の車庫のドアを開けようとしたのですが、鍵が開かず、それでも何度も鍵を鍵穴に突っ込んで無理やり回そうとして、とうとう鍵を折って壊してしまいました。大人になってからは、ワインのコルク抜きを見る影もないほど曲げてだめにしてしまいました。ワインを飲もうとして、コルク抜きを栓のところに突き刺すとき、コルクのまわりに薄い金属のキャップシールではなく金属の栓がしてあったことにまったく気がつかなかったのです。あるときには、隣家の人に消防車を呼ばれたこともあります。庭でバーベキューをしていて、焼きっぱなしのまま、次は畑にどんな野菜を植えようかと考え込んですっかりバーベキューのことを忘れてしまい、近くの茂みに火がうつったのです。

　レシピ通りに料理をしてみたけれど、どうも本の通りではないようだ……、ガレージのペンキ塗りをやってみたのはいいけれど、まだ半分しか

塗り終わっていないのにペンキがもうなくなりそうだ……、というようなまちがいに途中で気がついたとき、たいていの人はちょっと立ち止まって考えます。どうしたらいいかな、このままやり続けるのはまずいかなと。失敗に気づくことによって、どうやったらもっとうまくできそうか、あるいは少なくともしばらくは手をとめたほうがよいかどうかを、考えることができます。ADHDの大人は、自分のやっていることがうまくいっているのかどうかということを適切に測ることができません。また、自分の失敗に気づいてそこから学び、おなじ失敗が起きないように気をつけるのもなかなかうまくできません。まるで、一度ある道を選んだら、どれだけ多くの失敗を積み重ねようと、おなじまっすぐな一本道を厳格に進まねばならないかのようです。

ADHDの大人にとって、そのときやっていることがおもしろくて楽しく、やりがいがあるものなら、なおさら途中でやめることは難しいのです。そのときミスをしていなかったとしても、楽しいことを中断して、早くやってしまわないとまずい、つまらないことをやるというのはほんとうに困難です。これを先延ばし（perseveration）と呼びます。やりたくないことに取りかかるのをぐずぐずと引き伸ばしているかのようにみえますが、そうではありません。むしろ、いま目の前にある楽しいことがやめられないのです。

ジェスの問題はあなたにもあてはまりますか？　おなじような問題があれば記入してみましょう。

_____
_____
_____
_____

うまく自分をとめられないと、いつまでたっても一歩進んで二歩下がるばかりです。よい印象を与えたい相手にまったく逆の印象を与えてしまいます。ダン、シャイラ、ジェスとおなじようなことに困っているなら、そういった問題が「とめられない」というADHDの症状から来ているのだと理解することで、自己嫌悪を防ぐことができます。また、そういう理由についてきちんと知ることで、そのための対策をとることができます。それがあなたの毎日を180度変えてくれるはずです。

> 衝動をコントロールするためには、脳を変化させる必要があります。ステップ3を読んでください。
> この問題に対処するためには、とにかく時間をかせぐことができればよいのです。ステップ4の第16章を読んでください。

> ➡ ADHDの人がもつ「時間に無頓着」という問題は「衝動をとめられない」ことからきているのです。

第 8 章

自己コントロール
——ほしいものを手に入れるために——

「すっごく自分に甘いんです。これをやろうって決めても、最後までできたことがありません。ちょっとでも難しいと思ったり、うまくいかないことがあったりすると、すぐ途中で放り出してしまうんです」

「もう人生の折り返し地点に来ているっていうのに、なにひとつ達成できていないんです。そこらへんの人よりとくに頭が悪いっていうわけでもないのに。もしかしたら、自分がほかの人よりもずっとなまけもので、めんどくさがりで、やるべきことができないからなのかもしれません」

「あるとき、ぼくは友達と建設現場で働いていたんですが、友達がいきなり言ったんです。きょう仕事を辞めて、ウィスコンシンからデンバーまで車で向かって、あっちで新しい仕事を探すんだって。そいつはデンバーなんて行ったこともないくせに、いいところだって聞いたからってそういうことを言ったんです。それを聞いて、ぼくも一緒に行くって言っちゃったんですよ。いつもそんな感じで、住むところもなけりゃ仕事もない……。その日暮らしですよ！　そのときもそうやって仕事を辞めて車に乗ってデンバーに向かっていったんです。バカみたいでしょう？」

自己コントロールができないと、自分のほんとうにやりたいことを選び

取ることができません。これはADHDのもっともつらい症状だといえるでしょう。あなたは自分がしたいようにやっているんだと思っているかもしれません。ですが、自分の行動をとめられないとなると、ある出来事とそれに対する反応の間の大切な「間」をもてません。この「間」が大切なのです。間があることで、考えるチャンスが生まれるのです。さらにこの「間」が決定的な重要性をもつのは、この間こそが、自分にとってよいことを自由に選択するための力をくれるという点です。思い立ってすぐさま友達と一緒にデンバーに向かってしまったレンは、たぶん出発したときは自由気ままで、気分もよかったことでしょう。しかし、デンバーに着いてしばらくすると、見知らぬ土地で、知り合いもなく仕事もなくお金もないことに気づき、「ほんとうはこんなことしたくなかった」と気づきます。もしレンが行動を起こす前にほんのちょっとでも立ち止まって考えられたなら、きっとデンバーに向かうことはなかったはずです。

　これが自己コントロールです。そのとき強く「こうしたい！」と思ったことを抑えて、それよりももっと長期的に考えて、自分にとってよりよいものを選ぶ力です。

> **information**
> 　心理学では自己コントロールとは、その場の衝動に基づいて行動するのではなく、先のことを見越して行動を変えるための一連の反応をさします。未来のための自発的な行動です。

　ある出来事に反応せずにいるという能力は、ほかの種と比べて人間においてもっとも発達しています。たとえば、もし鹿が森の中で煙のにおいを嗅いだなら、考えることなくその瞬間に走り去るでしょう。これが人間であれば、山火事なのか焚き火なのかランタンのにおいなのかを判断するために立ち止まって考えてから、それに応じた行動をとるでしょう。「自由意志」とは、行動するにあたっていろいろな選択肢を考えることができるという意味であり、それによってこの先自分にとっていちばんよいと思われるものを選びとる余裕があるということです。

自己コントロール力があれば、先の見通しもなく反射的な行動をとるかわりに（あるいは、未来のないデンバーに行き着く代わりに）、先を見越した行動をとることができますし、さらにこの先起こりそうなことに対して準備することもできます。翌日のこと、翌週のこと、翌月のこと、あるいはこの先数年間のことを考えて、行動することができます。先のことを見据えて計画し、行動することができるのです。

そのようにして先のことを見越した行動選択ができるようになると、本章の最初の人たちが話していたような目標を達成することも可能になるのです。また、起こりうる問題について予測し、対策を立てることもできます。自己コントロール力がないと、行きたくもない場所に行き着いて、自己嫌悪のあまりになにもやる気になれず、方向を見失い、途方に暮れるはめになります。

> ステップ4では、ADHDの脳が苦手な自己コントロール力を発動させるための「ルール集」を紹介しています。

自己コントロールの6要素

「自己コントロール」なんて夢のまた夢だと思われるかもしれません。子どものころから数え切れないほど「自分をちゃんと抑えなさい！」と言われてきたことでしょう。「そんなの、どうやったらできるかがわかればとっくにやっているよ！」と言いたいですよね。でも、自己コントロールというものがどんなふうに機能するのかを理解すれば、自己コントロールを身につけるなんて途方もない夢だとは思わなくなるでしょう。自己コントロールは、ささやかな取りかかりのあるパーツの集まりです。ちょっとしたテクニックを活用することによって、あなたは自由意志を獲得し、いまこの瞬間にやりたいことだけではなく、人生において大きな目標を達成するための力を得られるのです。

次の6つは、自己コントロールの鍵となるパーツです。

1. 自己コントロールとは、自発的な行動です。出来事に対して反応するのではなく、立ち止まって自らをよりよい方向に導くための行動を起こします。レンの友達がデンバーに行くと言ったとき、もしレンがADHDでなかったならば、「いいね！ おれも行く！」という反応を抑えて、「いまはすごくよさそうに思えるけど、長い目で見たらどうだろう？ 損なんじゃないか？」と考える余裕をつくりだすことができたはずです。

2. 自発的にこのような行動をとることができれば、それに続く行動が変わります。ちょっと立ち止まって考えることができれば、レンは友達に「がんばれよ！」と言うこともできますし、「いいね！ おまえがデンバーへ行ってみて、うまいこといったら教えてくれよ。そしたら、おれも行くよ」と答えることもできますね。あるいは、とりあえずいまはなにも行動せず、この先どうしたらいいかということをあとから検討することもできます。「引っ越すというのはいいアイデアかもしれない。でも行き先がデンバーというのはいろいろ考えてみるとうまくいかない可能性が大きい。どこだったらよいだろう？」と先のことについて考えることもできますね。

3. こうやって行動を別の方向に向けるのは、短期的にみても長期的にみても本人にとって最大の利益が得られるようにするためです。先のことを考えてよい行動を選択しようとはしますが、いますぐ衝動に基づいて行動したら得られる利益も考慮に入れます。それによって、もっともよい妥協案を探すのです。レンは、いますぐ仕事を放り出してデンバーに長距離運転していくという楽しみをあきらめることになりますが、「仕事を見つけてからそうしよう」と選択することができます。自己コントロール力があれば、いま手のなかにいる小鳥をあきらめて、藪のなかにいるより大きな2羽の鳥を手に入れることができます。ADHDがなければ、それができま

> 最終的に大きな利益を得られるからこそ、人は自分を抑えて行動をコントロールしようとするわけです。

すよね。ADHDがあると、手のなかの小鳥のほうばかり選んでしまって、大きな鳥の群れを手に入れる方法を見つけられないのです。

4. 自己コントロールというのは、いま目の前にある小さな報酬よりも、後から遅れて手に入る、より大きな報酬を目指す行動です。後からよりよいものが手に入るとは考えられない場合、あるいは後のことなんてどうでもいいと思うのであれば、自分を抑える必要はありません。もしレンがADHDでなければ、一歩立ち止まって考えなくても、どうするのが自分にとって得なのかすぐにわかったでしょう。今日デンバーに向かって車を走らせるのと、1年かけて引っ越すためによいところを探すのと、どちらがよいか。自己コントロール力があれば、計画もなしにデンバーに向かって出発するよりも、住みたくなるようなところをじっくりと探し、新しい仕事と手ごろな家を見つけたうえで引っ越すほうが、自分自身にとって利益が大きいとかんたんに判断できるのです。

> 心理学研究によると、より大きい遅延報酬を求める力は幼少期から30代前半にわたって、自己コントロールの要である前頭葉の発達にしたがって成長します。でも、ADHDの場合、この力の発達がうまくいかないので、大人になってもまだ、いますぐ手に入る小さな報酬のほうを選んでしまいます。

5. 自己コントロールがうまくいけば、出来事と結果のあいだにタイムラグができても、それに橋を架けることができます。出来事が起こって、反応となる行動を起こして、その結果がわかるまでにほとんど時間差がない場合は、自己コントロールはまったく必要ありません。たとえば、あなたに5歳の娘がいるとします。移動式のアイ

第8章　自己コントロール──ほしいものを手に入れるために──

スクリーム屋さんがこちらに向かってやってくるのを見て、彼女が「アイスクリームが食べたい」と言うので、アイスクリームを買って渡してやります。この一連の出来事のあいだにほとんど時間差がないので、彼女はおとなしく待つ

> 自己コントロールを発揮する能力を実行機能と呼びます。これについては第9章を参照してください。

ことができます。では次に、移動式のアイスクリーム屋さんの音楽だけが聞こえてきた場合をイメージしてみてください。こっちにやってくるかどうかもわからないし、近くへ来るまでどのくらいの時間がかかるのかもわかりません。そのあいだ、はやる気持ちを抑えなくてはいけません。アイスクリーム屋さんが近くまで来るころには、彼女はもう何年もアイスクリームなんて食べていないというくらいに、アイスクリームを食べたくてたまらない気持ちになっています。ぴょんぴょん飛び跳ねながら、興奮のあまりうわずった高い声でおねだりしてきます。「パパ、パパ、アイス屋さんがこっち来たよ！　アイス食べてもいいでしょ？」そこであなたが「う〜ん、どうかな。いま食べたら晩ご飯が食べられなくなっちゃうよ。冷凍庫に入れておいてご飯の後に食べるならいいよ」と答えます。こうなると、親のむこうずねを蹴飛ばしたい衝動を抑えるために、5歳の子どもはなけなしの自己コントロールをフル活動させなくてはなりません。このような状況では、5歳の子どもにとっては自己コントロールとは感情を抑えるためのものです。しかし、たとえば家を購入するために貯金しようとする大人の場合には、常に浪費したい気持ちにさせられるものに取り囲まれているので、自己コントロールを発揮するために数多くの能力が必要になります。

　出来事と結果とのあいだのタイムラグが大きいとき、自己コントロール力が高ければ、先を見据えて自分を抑えることが可能になります。いまこれを我慢したら、あとからこうなるというふうに、時間的に距離のある出来事をつなぎ合わせて、あとから得られる報酬

に自分の目を向けるのです。

　レンはADHDであるために、先の目標のためにがんばるということが困難です。得られる報酬がずっと先にあるとき、なんのためにいまなにをするべきかを忘れてしまいます。引っ越しの日程ぐらいは決めるかもしれませんが、ぎりぎりになってもなにもしないでしょう。それでは友達と一緒に思い立ってデンバーに行くのと変わりがありません。自己コントロール力があれば、このときいろいろな土地を検討し、引っ越す先を決めたら時間をかけてそこでの職を探し、住みたいと思うような家を借りるにはどのくらいの収入が必要かを計算し……というように、引っ越しで得られる利益を最大にするために、事前に努力することでしょう。

> 　研究者は、出来事、反応、結果のあいだに大きなタイムラグがあるとき、それぞれをつなげる能力を、経時的行動統一機能（crosstemporal organization of behavioral contingencies）と呼んでいますが、これは長くて覚えにくいですよね。タイムマネージメントに関わる能力だと覚えていただいてもいいですし、時間の経過のなかで自分の行動を組み立てる力ととらえてもいいですね。

> 「カーペ　ディエム（いまを生きる）」という言葉はADHDをもつ大人の決まり文句だといえます。休暇中であればすばらしいモットーですが、日常生活においてはさまざまな問題を生み出します。

6. 自己コントロールを発揮するためには、過去をふりかえる力とともに先を見通す力が必要です。ある出来事とそれに対する反応、そしてその結果とのあいだに大きなタイムラグがあるとき、どうやってそれをひとまとめにしてつなげて考えているのでしょう？　そのた

めには、過去と現在と未来、とくにこの先どうなるかという見通しをもつための時間感覚がなくてはなりません。先のことを考えるときは、過去の出来事を思い出して、そこにパターンがあるかを見極める力が必要です。つまり、この過去をふりかえる力があってはじめて、先を見通す力が生まれる

> 過去をふりかえる力と先を見通す力はいずれも作業記憶の働きによるものです。これはADHDによって阻害される脳の機能です。詳しくは第9章を参照してください。

のです。もしこの力があったなら、レンはなにも準備せずにデンバーに向かって車で飛び出すことはなかったでしょう。

　子どものころは、自己コントロールとはじっとしているべきときにおとなしくしたり、友達とおしゃべりしたいときでも授業中は静かにしたり、箱ごとぜんぶドーナツが食べたくても1つで我慢したり……というものだと思われるかもしれませんが、大人にとっては自己コントロールはもっとさまざまな種類があります。逆説的に聞こえ

> 自分をとめられないと、自己コントロール力が発揮できず、自由意志をもつことができません。自由意志とは、ある出来事に対して反射的に行動を起こすのではなく、よく考えて自分のほんとうにやりたいことを選択するということです。

るかもしれませんが、自己コントロールがないというのは、ほんとうに不自由なものなのです。次の章では、自己コントロールを構成するさまざまなスキルについて詳しく学びましょう。

第9章

実行機能
――自己コントロールをつくりだす力……
さらにもっと大切な働きも！――

「ほかの人だったら10分でできるようなビジネス文書を書くのにどうして2時間もかかるんだろう……。言いたいことをわかりやすく順序立てて書こうとしても、全然うまくできないんです」

「感情をうまくコントロールできません。とくに、パニックになったり腹が立ったりすると、ダメです。仕事ですごく大切な約束があるときに、車のなかに鍵を置いたままドアをロックしてしまって、あまりに自分に腹が立って車のドアを壊そうとしたんです。それを見た人はみんな頭がおかしくなったんじゃないかと思ったようですけど、そんなことも気にならないくらいでした」

- 第7章では、反応の決断を遅らせるための抑制力、「待つ」ことを学びました。
- 第8章では、反応を遅らせることによって、自己コントロール力を発揮する余裕が得られることを学びました。自己コントロール力によって、先を見通してもっともよい行動を選択することが可能になります。
- それでは、いったいどうすればこの自己コントロールを実行に移すことができるのでしょうか？ 衝動に打ち勝ってつくりだした時間をどうすれば有効活用できるのでしょうか？ これが第9章のテーマです。

神経心理学研究では、自己コントロールを実行に移す機能を「実行機能（executive functions）」、もしくは「実行スキル（executive skills）」と呼んでいます。これは目標に向かって自己を制御する脳の働きであり、先のことを思い描いたうえで、どのように目標を達成するか、どのようにして未来をよりよいものにするかということを考えるときの脳の活動です。

実行機能の定義は、研究者によって意見が分かれるのですが、本書ではわたしの定義を用いて説明します（なんといってもこれはわたしの本ですから）。研究によると、実行機能は、**抑止のほかに**４つあることがわかっています。一歩立ち止まり、考え直して、その後の行動を決断するとき、これらの５つの機能がつかわれているのです。よりよい未来になるように自分の行動をコントロールするというただ１つの目的のために、実行機能があるというわけです。

- 非言語的作業記憶
- 言語的作業記憶
- 感情をコントロールする
- 計画を立てる／問題解決する

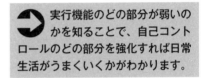
実行機能のどの部分が弱いのかを知ることで、自己コントロールのどの部分を強化すれば日常生活がうまくいくかがわかります。

それではこれらの機能がどのように働いているのかをみてみましょう。

- **実行機能がつかわれているとき、子どもの場合はまわりから見えますが、大人の場合は頭のなかだけでつかわれます。**この働きを自覚することもほとんどありません。大人の場合、そういう機能が働いていることはまわりからもわかりません。日常生活のなかで行動を選択するときに常に「頭のなかでやっている」のです。たいていは「考えている」としか表現されません。子どものころ、上記の４つの機能は明らかに目に見えるかたちとなってあらわれます。また、進化の過程においても人類の脳が原始的なレベルにあったときは、この実行機能は外から見えるかたちのものだったのでしょう。人類

の進化過程のように、子どもが成長するにしたがって、実行機能は内在化されます。以下に例を示します。みなさんにもおなじみの場面だと思います。

- 6歳のレナは、友達に「絶対秘密にしてね」と言われたことをだれかにしゃべってしまいそうになったとき、手で口をふさぎます。16歳になると、そうやって手で口をふさがなくても、心のなかで「だめだめ」と自分に言うことで、自分を抑えることができるようになりました。
- 8歳のリコは、教室でプリントに書き込むとき、先生にいわれたことを守るために、小さくひとりごとをくりかえします。「線のなかに書くこと」「えんぴつで書くとき力を入れすぎないように」というふうに。大人になると、ほとんど無意識のうちに心のなかで自分に言い聞かせることができるようになったので、自分がそうやって努力していることに気づきません。
- 算数の時間、クリッシーとクラスメイトたちは最初、指を折って数を数えていました。次にビーズをつかって計算し、さらに机に貼った数直線を見ながら問題を解きました。もう少し大きくなれば、クラスの全員が暗算で計算できるようになります。

> 　ADHDの大人の人は、「普通の人が自然にしている心のなかでのひとりごとでは弱いし、かといってみんなの前で声に出すのも大げさだし、その中間くらいがちょうどいいんです」と言います。ある人は、しゃべりすぎるのを抑えるために、自分の口をチャックで閉じる様子をイメージしているそうです。あなたは自分の行動を抑えるためにどんな工夫をしていますか？
>
> ＿＿＿＿＿＿＿＿＿＿＿＿＿＿＿＿＿＿＿＿＿＿＿＿＿＿＿＿＿＿
>
> ＿＿＿＿＿＿＿＿＿＿＿＿＿＿＿＿＿＿＿＿＿＿＿＿＿＿＿＿＿＿
>
> ＿＿＿＿＿＿＿＿＿＿＿＿＿＿＿＿＿＿＿＿＿＿＿＿＿＿＿＿＿＿
>
> ＿＿＿＿＿＿＿＿＿＿＿＿＿＿＿＿＿＿＿＿＿＿＿＿＿＿＿＿＿＿

- **実行機能はまとまって働きますが、それぞれ個別に障害を起こします。** わたしたち研究者は実行機能をより深く理解するため、いくつかの機能に分けて考えることにしました。ですが、通常はその機能を区別して意識することはありませんし、個別につかうこともありません。実行機能は交響楽団のようなもので、各パートが息を合わせ、流れるように美しい音楽を奏でます。各機能が協調して働かなければ、自分をコントロールすることはできません。しかし、ADHDがあると実行機能に障害が生じます。このとき、1つの実行機能が突出して損なわれることが多く、人によってその箇所が異なります。つまり、どの実行機能が損なわれるかによって、大きく分けて4つのタイプの問題が生じることになります。このことは、少なくとも4種類の実行機能が確かに存在しているのだということを示しています。どの機能がうまく働いていないのかがわかれば、その部分の脳のエラーを補う工夫や作戦を選びやすくなります。本章の後半で、各実行機能の障害の例を示しました。自分にとってどの部分がもっとも大きな問題になるのかを判断する目安にしてくださ

い。

- ひとつの実行機能が成長すると、その成長がこれまでの自己コントロール機能をつくりだしている精神構造に加わり、次々にほかの実行機能が成長します。ひとつの実行機能が成長するたびに、以下に述べる4つの発達が起こり、最終的にその発達が積み重なって、成熟した大人としての自己決定ができるようになります。
  - **外からなかへ**：赤ちゃんのときは、大きな音がしたとき、母親が離れたとき、おむつがぬれたとき、もう少し大きくなると子どもは両親の指示といった完全に外からの刺激に反応します。成長するにつれて、頭のなかにある過去や未来に関する情報を参照して反応を起こすようになります（過去をふりかえって先を見通すためのイメージ、独り言、動機づけなど）。
  - **他者から自己へ**：最初は、たとえば両親など他者からの指示がなければ行動を起こせませんが、だんだんうまく自分で自分を律することができるようになります。
  - **現在から未来へ**：幼いころは目の前にあるものにしか関心をもてません。大人になるにつれて、だんだん先のことを見通して考えることができるようになります。3歳の子どもが1日をどう過ごすかを考えてみてください。12歳になれば、「明日のこと、あさってのこと」を考えて行動できるようになります。さらに、36歳になれば、6〜12週間先のことを考えて行動するでしょう。比べてみるとちがいは明らかです。
  - **いまこの瞬間の喜びを最優先にする状態から成長して喜びを後回しにできるようになる**：成長するにつれて、長期間待つ価値のある大きな報酬があるということを知り、いまこの瞬間に得られる小さな喜びや誘惑を我慢して、後から得られるより大きな報酬のためにがんばることができるようになります。

「子どもっぽい」と言われるのはどんなときでしょうか？　ささいなこ

とにすぐに気をとられて落ち着かない、先のことを考えない、人に頼りっぱなし、まったく我慢できない……というときではありませんか。

> あなたにもあてはまりますか？　似たような例があれば書いてみましょう。
> _____
> _____
> _____

　ADHDがあると、この４つの実行機能の発達は遅れがちです。もう小さな子どもではないのに、この機能の発達の遅れのために普通の社会人としてうまくふるまうことができず、周囲から子ども扱いされます。どういった場面で実行機能がうまく働かないのかがわかれば、対処が可能となり、責められることも自己嫌悪になることもなく、きちんとした責任ある行動がとれるようになります。

非言語的作業記憶：心の目をつかう

　４つの実行機能のなかでも、もっとも早く発達するのは非言語的作業記憶です。これは、「いますぐに行動したい」という欲求を抑える力とともに発達します。非言語的作業記憶とは、言葉ではなく感覚をつかって情報を心にとどめる力です。つまり、画像や音、味、触感、においをイメージとしてしばらく心のなかで維持する力です。視覚は生存のためのもっとも重要な感覚です。非言語的作業記憶とは視覚イメージをつかう能力であるともいえます。心の目をつかって「自分を見る」のです。その次に重要なのは聴覚です。わたしたちは非言語的作業記憶をつかって「心の声を聞

く」のです。正確に言えば、過去の出来事を思い出して映像を見直し、過去にだれかが言った言葉を心のなかで再生して聞き直すのです。

非言語的作業記憶によってどんなことができるか

1. **自分の望む未来をどのように実現すればよいかという指針が得られる。**心の目をつかって見るというのは、過去をふりかえることです。非言語的作業記憶という実行機能をつかうと、過去に見たことを頭のなかで再現することができます。これまでに聞いたことを再現することもできます。過去の経験をふりかえることによって頭のなかで時系列に沿って情報が流れます。それをつかうと、目標に向かうためにいまなにをしたらよいかがわかります。過去をイメージすることによって、先のことをイメージすることができるのです。

2. **「模倣」という強力なツールが得られる。**これまで見聞きしたことや経験したことを心のなかで思い描くことができれば、他者の行動をまねることができます。新しい状況に出くわすたびに必死で試行錯誤しなくても、父親や親友が似たような状況でうまくやっていた方法を脳内にイメージとして呼び出せばいいのです。非言語的作業記憶を通じて学習していれば、ほかの人の行動をその通りに真似をするのではなく、「こんな感じだった」というイメージをつかって行動することができます。この点について理解しておくのはとても大切です。人は常に他者から学んだことに自分なりのアレンジを加えています。非言語的作業記憶は、「他山の石」をも可能にします。つまり、人がやった通りにするだけではなく、他の人の失敗、まちがい、罰、損害という結果をみてそうならないように動くこともできるのです。

第9章　実行機能——自己コントロールをつくりだす力……さらにもっと大切な働きも！　── 87

> ℹ️ 非言語的作業記憶は、模倣だけでなく、その逆も可能にします。つまり、他者がとった行動でまずい結果になったものを避けることができるのです。これを代行学習（身代わり学習〔vicarious learning〕）といいます。

3. **行動の結果を予測できる**。過去をふりかえる力と先を見通す力の両方があってはじめて自己をコントロールすることができます。これについては第8章でさらに詳しく説明しています。心の目をつかって過去の経験をふりかえり、まずい結果につながるパターンに陥っていないかを点検できなければ、自分をコントロールすることができません。いま目の前にある状況とよく似ている経験を思い浮かべると、過去の経験を踏まえたうえで、いまどうふるまうとよいかを判断する手がかりが得られます。先を見通す力とは、過去のイメージからなんらかのパターンを見つけ出し、これから先に起こりそうなことを予測する力です。

　　➡ 過去をふりかえる力→先を見通す力→行動準備

4. **自分の状態を確認できる**。過去をふりかえって検討するときも、自分の直前の行動について考えるときさえも、わたしたちは視覚的なイメージをつかっています。そうやってわたしたちは行動をモニターしているのです。そうすることで、自分の行動が目的と手段に一致したものであるか、うまくできているか、目的にどれだけ近づいたかがわかります。いま人生のどんな位置にいて自分がどんな状態であるかが自覚できるのです。

5. **時間を管理できる**。過去にあった出来事の流れを念頭において、進行状況に応じて現在を過去に照らし合わせると、時間感覚が生まれ

ます。つまり、時間の流れに合わせて行動を組み立てることができるのです。

> ➡ 非言語的作業記憶は時間感覚をつくりだします。この時間感覚こそが、タイムマネージメントの鍵なのです。

6. **満足（ご褒美）を先延ばしにできる**。ご褒美を先延ばしにするためには、先のことを見通し、それに応じて行動をコントロールする必要があります。先をうまく見通せると、目の前にある小さな報酬よりも、先に得られる大きな報酬を選び、そちらに焦点を合わせることができます。

7. **先の先まで考えることができる**。過去をふりかえる力と先を見通す力が発達すると、意識のなかで時間軸（過去、現在、未来）をしっかりととらえられるようになります。小さな子どもは数分先のことを考えることができません。しかし、大人（20〜30代）になると、8〜12週間先を見越して行動をコントロールすることができるようになります。重要な事柄に関しては、さらに先まで見越して行動することができます。

8. **協力し、分かち合うことができる**。非言語的作業記憶と心のなかで視覚的なイメージをつくる能力によって、「人にしてもらいたいと思うことを人にしてあげる」というキリスト教の黄金律が可能になります。これはちょっとピンとこないかもしれません。でも、よく考えればわかります。過去を思い描けなければ、ほかの人が自分にしてくれたこと、自分がしてあげたことを思い出すことができません。また、未来をイメージできれば、いま自分のところに多くあるものを人に差し出し、協力と分かち合いを申し出れば、自

> ➡ 人間が「情けは人のためならず（自分の利益のために人を助ける）」という行動をとるのは非言語的作業記憶があるからこそです。

分もまた必要なときに助けてもらえると予想することができます。

ADHDが非言語的作業記憶に及ぼす影響

　自分はどんなタイプのコントロールが弱いのか、ステップ4とステップ5のどの作戦をつかったらいいのかを知るために、以下のうちどれにもっともよくあてはまるのかをチェックしてみましょう。

- **過去の経験を必要なときに「再生」できない。**通常は、成長するにしたがって、より多くの過去の出来事を頭のなかにイメージとして呼び出すことができるようになります。しかし、ADHDがあると、視覚的イメージや過去に聞いたことを呼び起こす力は未発達なままです。大人になると、この力をつかって自分の行動をコントロールするので、ADHDがあるとここで差がついてきます。まるでなにも考えずに行動しているかのように見えるのです。実際は、なにも思い出せずに行動しているのです。

　サムは思ったことをそのまま口にしてしまうので、まわりの人から無神経なやつだと思われています。細かい表情のニュアンスがわからず、社会的手がかりがつかめない、つまり「空気が読めない」のです。

- **長く複雑な手続きを必要とする行動が難しい。**細かい神経をつかうような社会的場面、複雑なルールを守らなくてはいけないスポーツやゲーム、確定申告のような複数の手続きがある仕事……ADHDがあると、複数のイメージを保持することができないので、こういった長く複雑な手続きを必要とする行動がうまくできません。

　ブラッドは小さいころからチームスポーツが大好きでしたが、多動

の症状があったので参加できませんでした。大人になってから、小さいころの分もとりかえそうと会社のソフトボール部に入りました。いまでは、ベースから離れすぎてすぐにタッチされることもありません。でも、毎回敵チームの打ち筋、盗塁が得意なランナー、自分のチームの守備方針を忘れてしまいます。そのため、いつもとんちんかんな守備をしてしまい、味方のお荷物になっています。補欠のまましばらく参加していましたが、結局はやめてしまいました。

- **人の行動を見て学ぶことができない。** ADHDがあると、人がある方法をつかって成功または失敗したとき、それを見て学ぶことができません。実際に自分で試行錯誤して痛い目にあい、時間をかけることによってしか学ぶことができないのです。

クレアは、ミーティング中に上司の言葉をさえぎったり、顧客に電話をかけ忘れたり、報告書の締め切りを守らなかった同僚がこっぴどく叱られるのを見ていたはずなのに、まったくおなじことをくりかえして、「みんなの前でどなられるなんて最悪よ」とブツブツこぼしています。それを聞いた同僚たちは、「あんなに叱られている人を見ていたのに平気でおなじことをするなんて、頭が悪いの？ それともドラッグでもやっているの？」とうわさをしています。

- **先のことを見通すことができない。** 過去のイメージをある程度の時間頭のなかで保つ、もしくは複数のイメージを思い浮かべてパターンをつかむことができないので、次にどんなことが起こるかを予想して、それに備えることができません。

マイクはこれまで何度もスピード違反をくりかえしてきました。これだけくりかえせば、普通の人ならば車を飛ばすときに「またパトカーが来るかもしれない」と予想するところですが、マイクの場合は

ちがいます。そのため、授業に遅れそうになっても、「また捕まるかもしれない」と思うことなく、時速50キロ以上もスピード違反をして結局警察に捕まってしまいました。

● **自分を省みることができない**。日常的なことでも、人付き合いにおいても、自分の言動を客観的に見ることができなければ、それが最終的な目標につながる行動なのかどうかが判断できません。自分を省みて、「このままでは目的は達成できないぞ。もう少しちがうやり方をしなくては」と方向修正することができないのです。

ナンは真剣に付き合える男性を探しています。でも、パーティーに行くたびにお酒を飲みすぎて、初めて会った人になんでも自分のことをペラペラしゃべり、ほかの女性の服装をこき下ろしてばかりいます。そのために、最初はナンに興味をもってくれた男性もすぐに離れていきます。ナンは家に帰ると鏡を見てため息をつきます。「わたしはこんなにいい女なのに、なんでダメな男しかいないのかなぁ」

● **先のことを見通した選択ができないので、目先の利益（楽しみ）を優先してしまう。長期的にコツコツと努力を重ねられない**。ADHDがあると、『アリとキリギリス』のキリギリスになってしまいます。夏のあいだ、冬のために懸命に働いて食糧を蓄えるのではなく、歌って遊んで過ごしてしまうキリギリス。あるいは、『三匹の子豚』のなかの、手間ひまかけずにわらの家をつくった長男ブタです。弟は我慢して時間をかけてレンガで家をつくります。オオカミが来ると、その場しのぎでつくられた家はかんたんに吹き飛ばされてしまいます。努力を重ねてつくられた家には決してかなわないのです。

ティムとマリーは離婚の瀬戸際にいます。理由は、ティムが妻とと

もに家の購入を計画しているのに、長期休暇のたびに行く先で必ず別荘のタイムシェア契約（別荘を複数人で共有し、利用したい時期の利用権を購入する）をしてしまうからです。もう一度行きたいと思うような場所ではないにもかかわらず……。いまのペースでは頭金のための貯金も決してかなわず、二人が70歳になっても家は購入できそうにありません。

- **集団行動がとれない。友達付き合いのコツがよくわからない。**『アリとキリギリス』のなかで、キリギリスが冬になって飢えて苦しんでいるとき、アリは「ちゃんと先のことを考えて食糧を蓄えておかなかったからだよ」と非難しました。人間には社会保険がありますから、飢えて死ぬことはないかもしれません。でも、先のことがうまく考えられなかったら、「まわりの人と分かち合おう」とは思えません。いまこの瞬間のことしか考えられないと、「自分で稼いだ大事なものを人にあげたくない」としか考えられません。ADHDがあると、分かち合い、協力、ギブアンドテイク、人の頼みをきく、約束を守るといったことがうまくできません。これができなければ、まわりの人に助けを求めても、「ちゃんとしておかなかったからだよ」と非難されるだけで助けてはもらえません。

テラは友達が電話をくれなくて悩んでいます。テラの友達によれば、テラはいつでもすぐにあれをして、これをして、と頼んでくるくせに、自分が頼まれるとあっさり断るそうです。さらに、みんなから小金をちょこちょこ借りながら、自分が友達から「いまちょっと手持ちがないからお昼のハンバーガー代を立て替えて」と頼まれると「お金がないからできない」と言うのです。こうしているうちに、友達はみんな離れていってしまいました。

> 自分によくあてはまるものはどれでしょう？
> _____
> _____
> _____
> _____

言語的作業記憶：心の声をつかう

　幼少期から発達する実行機能のなかで自己コントロールにとって欠かせないものがもうひとつあります。自分に語りかける能力です。子どものころは心のなかではなく、実際に声に出して考えます。「これほしいなあ」「どっちがいいかなあ。こっちは〜があるし」というように。人に聞かれたら決してほめられそうにないことでも、平気でブツブツと声に出して考えます。成長するにつれて、声に出さずに心のなかで考えられるようになります。7歳から9歳になるころには完全に心のなかだけで考えられるようになります。このころから死ぬまでずっと、意識のあるあいだはこの心の声が常にともにあります。

言語的作業記憶はどんなふうに役立っているのか

　自分と対話をする能力は、自分の状態を自覚する力とともに働き、自己コントロールにおいて重要な役割を担っています。

1. **状況を言葉にして表現し、思考することができる**。たとえば、仕事に疲れて帰宅したとき、「ただいま」と声をかけたのにルームメイトが返事をしてくれなかったとします。非言語的作業記憶によって、ルームメイトの表情から機嫌が悪いことがわかります。そして言語

的作業記憶をつかって、「あいつ、怒っている」と状況を言葉にします。これではまだ状況はあいまいです。心の声をつかって「あいつ、オレに怒ってるのかな？　彼女にかな？　上司とかかな？」と自問します。状況をこのように言葉にすることによって、より多くの情報を得ることができます。これによって、なにも考えずにいきなりルームメイトに「おい、どうしたんだよ」と声をかけるのではなく、相手の心境を思いやった態度をとることができるのです。「イライラして部屋のなかを歩き回っているけど、たぶんあいつはオレに怒っているんじゃなくて、前みたいに職場で上司から週末も働けって言われて怒っているのかもしれないな」と考えることができます。

2. **問題解決を可能にする**。心のなかで自分と対話することで、目の前の問題をどうやって解決すればよいかがわかります。イライラしているルームメイトに対してどう接すればいいのかを探すために、こんなふうに自分自身と話し合うことができます。「前回、あいつがオレに対して怒っているんだと思って、どうなったっけ？　あ、そうだ。こっちがケンカ腰になったから、イライラのはけ口を探していたあいつもすぐに乗ってきてケンカになったんだった。よし。今度はそうならないように、やさしい口調でなんかあったのかって聞いてみよう」

3. **ルールを導き出し、計画を立てることができる**。言語的作業記憶をつかうと、過去の経験から「次はこうすればうまくいく」というルールを導き出すことができます。心のなかで自問自答し、「前はこうしたらうまくいった。こうしたらだめだった。もっとここをこうしたら、次はさらによくなるかもしれない。この順番で、こうやったらいいかもしれない」と計画を練ることができます。こうして導き出したルールをつかうと、食生活、生活習慣、人付き合い、

金銭管理などがぐっと改善されます。To-doリスト(やるべきことリスト)をつくって目に付くところに張ると、忘れにくくなります。

さらに進んで、ルール施行のためのルール(メタ・ルール)をつくることもできます。政府が新しい法律を施行する際の手続きを定めたものもメタ・ルールです。学校で言えば、退学処分の基準を教育委員会が認証する過程もこれにあてはまります。日常生活のなかでは、よく知られている問題解決のための6ステップがメタ・ルールになります：①問題を特定する、②思いつく限りの解決方法をあげる、③各解決方法について問題点をあげる、④目標達成にもっとも適していると思われるものを1つ選ぶ、⑤実行する、⑥評価する。

4. **つくりだしたルールに従って動くことができる**。非言語的作業記憶と言語的作業記憶をいっしょにつかうことによって、過去の似たような状況を心のなかに思い浮かべて、学習から導き出したルールを目の前の状況に適用できるかどうか検討することができます。ルールに従いたくない気分のときも、自分と対話して、「ちゃんとルール通りにやらないとまずいぞ」と自分を説得したり、「これはルールがあてはまらない例外的状況だからな」と自分に言い聞かせたりします。このように、自己対話は、イメージのみの場合よりもはるかに多くの情報を思考から引き出して、視覚的イメージを補うのです。

5. **心のなかで自分に言い聞かせたことをしばらく留めることができる**。これは学校の授業だと「読解」と呼ばれるものです。大人として社会で生きるためにはほぼすべての行動に欠かせないスキルです。たとえば職場では、書類を読み、理解し、覚えておかなくてはいけません。子どもの学校の決まりやるべきことも、しっかりと理解しなくては、子どもがうまく学校生活を送れません。必要な支

払いを忘れてしまったときどんな問題が生じるか、それを避けるためにはどうすればいいかといったことを書類から読み取るスキルも欠かせないものです。

6. **倫理的推論を可能にする**。法律、倫理、常識といった社会のルールは人の行動を導く重要な役割を担っています。このルールを忘れることなく、理解し、話し合い、実行することができなければ、完全に排除されることまではないとしても、社会のはみ出し者となってしまうことでしょう。

ADHDがあると作業記憶はどのような影響を受けるか

言語的作業記憶が損なわれると、次のような自己コントロールの障害が起こります。以下のうち、もっとも自分の症状によくあてはまるものはどれでしょう？

- **自己対話をつかって自分を抑えることができない。自己対話をつかって問題解決を行うことができない**。自己対話ができなければ、考えることなく行動してしまいます。たとえば、人と会ったときも第一印象を信じ込んでしまうので誤解が多くなり、よく考えることなく「当たって砕ける」ことになるのです。

  だれかといっしょに生活しようとしても次々にケンカ別れして、結局はいつもひとりになってしまいませんか？

- **環境や状況にいつも流される**。自己対話によって自分のルールや計画をつくることができなければ、常にその場の雰囲気に流されてしまいます。まわりの人の意見にすぐに影響を受け、自分でこうしようと決めたことを守ることができません。

ネッドはずっと教師や両親から見て「いい子」でした。でも、親元を離れると、すぐにまわりの悪い影響を受けるようになりました。近くの飲み屋に行くと、必ずだれかに「一杯おごってくれよ」と言われ、その通りにしてしまいます。そそのかされて、後悔するようなことをその場の雰囲気でやってしまうこともしょっちゅうです。

● **自分の基準をつくって守れない。計画を立てることができない。** 自分の過去の行動について、映像を思い浮かべて「あれでよかったのだろうか」と自問することができなければ、自分なりの「今後はこうするべき・これはしないほうがいい」という基準がつくれません。

ニーナはいつもダイエットしなければと考えながらも、デザートやスナック菓子を我慢できず、太る一方です。言語的作業記憶と非言語的作業記憶がともにうまく働かなければ、「いまこれを食べてしまうとどうなるか」ということをきちんと考えられません。

ベスはいつも金欠状態で、自分にほとほと嫌気がさしていますが、給料が入ると買い物をせずにはいられません。こんなことを続けていたらどうなるかという行動の結果に思いをめぐらすことができれば、「給料が入ったら一部をちゃんと貯蓄用の口座に移そう」と自分に言い聞かせることができることでしょう。

ふたりの女性はたびたび自分を律するルールをつくろうと試みています。ニーナは脂肪と砂糖の摂取量を制限しよう、ベスは毎月100ドルを貯金しようと決意します。でも、ふたりの問題はルールを柔軟に調整できないところにあります。ニーナは自分の決めた厳しいルールのために欲求不満がつのってしまい、しょっちゅう「ズル」をする

ので、体重がまったく減りません。言語的作業記憶がうまくつかえれば、「ダイエットの前に主治医に会って、無理のないダイエット法になっているかどうかチェックしてもらう」というメタ・ルールをつくれます。ベスの貯金額もなかなか増えませんが、言語的作業記憶と非言語的作業記憶をうまくつかえれば、「毎月出費を見直して貯金額を増やせるか検討する」というメタ・ルールを活用することができたでしょう。

- **ルールにこだわり、かたくなになる。** 融通の利かないルールは意味がありません。この世界に絶対はありません。自己対話をして、「いまのこの状況だったらこのルールをつかうとこんな利点と欠点があるけれど、どうしようかなあ」とルールをその都度見直すことができなければ、破綻してしまいます。ADHDがあると柔軟に考えることができないのです。

マックスは、ある種の魚に有毒なレベルの水銀が含まれていることを知り、「今後、魚は一切食べない」と決意しました。友達はすっかりあきれています。そのうえ、マックスは魚を出されると、食事に招いてくれた人や外食に誘ってくれた人に文句を言い、自分のルールに異を唱える人に憤慨して、露骨にいやな態度をとるようになりました。

カーヤは、自分の勘に頼らずにすむように、職場でいろいろなルールをつくってそれをかたくなに守っています。すべての作業について、自分でつくったルールかあるいは、上司が最初につくってくれたルール（カーヤが仕事に集中できるようにするためのもの）に従います。ルールに従っている限りは不安になることはありません。あくまでルールが変更されないうちは……。新しいルールが追加されたり、ルールが変更されたりすると、慣れるまでかなり時間がかかります。

- ……あるいはまったくルールに従わない。

　マイクは次にスピード違反でつかまると免許取り消しになると知っていました。スピードを出したいという思いをねじ伏せるには、違反切符を思い浮かべ、「免許取り消しになったらどうなるか……」とイメージし、「制限速度を守るんだ」と自分に言い聞かせるしかありません。でもマイクはそれができませんでした。いま、マイクは2時間早く起きてバスに乗って職場に通っています。

- **犯罪行為を行う、倫理的、道徳的な規範を守らない。**社会には数多くの「暗黙の了解」があります。言語的作業記憶と非言語的作業記憶がうまく働かなければ、社会のルールや習慣が理解できず、しょっちゅうそれを踏みにじって周囲に迷惑をかけることになります。法律は文章化されてはいますが、心の声をつかって「これはしてはだめだ」と自分に言い聞かせることができなければ、衝動のままに行動して法を破り、逮捕される結果になります。

　ターニャは、車を盗むのは犯罪だとわかっていましたが、友達といっしょに近所の人の鍵のかかっていないスポーツカーを盗んで猛スピードを出しました。その真っ最中には、それが重大な犯罪であると考えられませんでした。

- **書かれたものを読んでも、見たり聞いたりしても、やるべきことがよく理解できない。**言語的作業記憶と非言語的作業記憶を連携させて情報をやりとりすることができなければ、外界から入る情報を正しく理解できません。

　エリックはもちろん文字を読むことができます。でも、しっかりと

理解しているとは言えません。たとえば、さまざまな報告書を読んでその統計値を引用しながら、いつもちぐはぐな結論を導き出すので、いいかげんなやつだと上司から思われています。息子の校外学習の日には、親の同意書、弁当、水着を持たせるのを忘れ、息子は下の学年といっしょに学校に残るはめになりました。家の電気が止められたことも2回あります。いつもの支払いを忘れたうえに、送られてきた督促状に書かれた振り込みの締め切り日も忘れ、さらに追徴料金の支払いの締め切りも忘れてしまったからです。

> あなたの場合は、言語的作業記憶の障害のためにどんな問題がよく起きるでしょうか？
>
> _____
> _____
> _____
> _____

感情のコントロール：
心をつかって心を落ち着ける

3つめの実行機能としてあげられるのは感情のコントロールです。感情は強力な動機づけとなって行動をつくり、行動をとめます。「戦え」「逃げろ」と伝えます。感情をコントロールすることができなければ、自分の行動をコントロールすることは難しいでしょう。感情は自分の意思とは関係なくわきあがり、外界のさまざまな出来事に対して自然に発生します。大切な存在を失ったとき（とくに予期せぬ場合）には悲しみを感じます。不条理な扱い、屈辱、期待通りに進まなかったとき、求めているものが得ら

れなかったときには怒りが生じ、期待以上のものが得られ、望みがかなったときには喜びが生じます。

感情を引き起こすのは外界の出来事だけではありません。言語的作業記憶と非言語的作業記憶によって可能となる自己対話と追体験もまた、感情を生みます。夫や妻のことを思い浮かべれば、愛情を感じるでしょう。最近経験した不当な扱いについて思い出し、心のなかで声にすれば怒りを感じるはずです。

ここでも、非言語的作業記憶と言語的作業記憶は感情反応をコントロールする助けになってくれます。自己対話をつかい、「どう思う？　どうしたらいいかな？」と自分に問いかけることによって、出来事について深く検討することができます。視覚的イメージと自己対話をつかえば、後悔するような行動に結びつく感情を抑え、反応を変えることができるのです。

ADHDをもつ人の多くがこんなふうに話しています。「自己対話をつかわなかったら大変なことになるよ。映像イメージもまあ効くけど、これはかなり練習しないとうまくできないからね」。あなたの場合はどうでしょうか？

＿＿＿＿＿＿＿＿＿＿＿＿＿＿＿＿＿＿＿＿＿＿＿＿＿
＿＿＿＿＿＿＿＿＿＿＿＿＿＿＿＿＿＿＿＿＿＿＿＿＿
＿＿＿＿＿＿＿＿＿＿＿＿＿＿＿＿＿＿＿＿＿＿＿＿＿
＿＿＿＿＿＿＿＿＿＿＿＿＿＿＿＿＿＿＿＿＿＿＿＿＿

感情をコントロールできるとこんな利点があります

1. **覚醒度をコントロールできる**。覚醒度というのは、行動するときの勢い、エネルギー、活性のことです。感情とは行動を駆り立てる働きをもちます。しかし、感情が過剰なときや誤解に基づく場合はど

うでしょうか？　過度な反応、誤解による先走った反応をしてしまいますよね。出来事に対する最初の感情反応をコントロールできると、軽率な反応を抑えることができます。また、やるべきことが退屈で仕方がないとき、慣れてしまってなんの面白みもないときも、やる気を保つことができます。感情を自分でコントロールするという実行機能が身につくと、言語的作業記憶、非言語的作業記憶も加えた３つの実行機能を互いに連携させることができます。過去のイメージをしっかりと心に保ち、先のことを心に思い描き、自分に声をかけることができれば、すぐに報酬が得られなくても、感情をつかってよりよい方向に向けて行動をコントロールし、計画通りに進めることができます。わきあがった感情の勢いをやわらげることができれば、バカなことを考えて軽率な方向転換をしてしまうのを防ぐことができます。ゴールを思い描き、達成したらどんな気分になるかをイメージすることができれば、退屈でやりがいの感じられない過程に耐えることができます。

2. **やる気になるご褒美がないときでも、感情をつかって自分を動機づけることができる。**動機づけ、意思の力、根気強さ、決意、粘り強さなど、いずれもそうですが、わたしたちはやりがいが外から与えられないときに、感情をコントロールして自分のなかからやる気をつくりだします。ここでも、非言語的作業記憶、言語的作業記憶、感情コントロールの３つの実行機能が連携して働くことによって、困難な仕事や退屈な仕事をやり遂げるための動機づけをつくります。たとえば、環境保護のボランティア活動をすることになったとき、「リサイクル活動に協力してください」と電話をかけるたびにすげなく断られていると、すぐにいやになってしまいます。こんなときは、言語的作業記憶と非言語的作業記憶をつかって、これまでの努力と成果を思い浮かべ、最終目標を思い描くようにすれば、電話を続けるためのやる気を奮い立たせることができます。それでも

やる気が出なければ、地球環境が破壊される様子を思い浮かべ、怒りを奮い立たせれば、「よし、がんばるぞ」という気持ちになることでしょう。

3. **社会に受け入れられるようなやり方で感情表現ができる**。これはとても大切なことです。大人であればこの実行機能が備わっていることが常に期待されます。感情を過剰に表すと、大人として信頼されません。これが赤ちゃんであれば、自分を守るために必要なので、ささいなことで泣いても許されます。3歳の子どもがスーパーのレジでお菓子を買ってと駄々をこねてかんしゃくを起こすのも、わかります。でも、大人がスーパーのレジの列がなかなか進まないといったささいなことで、人前で怒鳴ったり、泣き出したりすると、まわりから冷たい目で見られてしまいます。

　「熱のこもった（emotionally charged）」という表現がつかわれるのには理由があります。感情があまりに強力で、あたかもまわりに伝わる熱をもつかのように感じられるからです。大人になると、この熱に他人を巻き込んで迷惑をかけないように、しっかりとコントロールすることが求められます。たとえば腹が立ったとき、過去の幸せな思い出を思い出したり、「落ち着け、落ち着け」と自分に言い聞かせたりして、自分を抑え、怒りのままに反応しないようにします。よい人間関係、恋愛関係、夫婦関係、そして仕事を維持したければ、最初にわきあがった感情をそのまま相手にぶつけてはいけません。

> 腹が立ったとき、不安になったとき、ストレスを感じたとき、自分を落ち着かせることができる幸せな思い出はなんでしょうか？たとえば、山頂まで上りきったこと、面倒な書類仕事を完成させたこと、親族の集まりでうまくふるまえたことなどでもかまいません。自分で自分をほめてあげたいような出来事はなんでしょう？心が落ち着き、「よし、もうちょっとがんばろう」という気持ちになれるようなイメージならなんでもかまいません。
>
> _____
> _____
> _____
> _____

まとめると、感情コントロールの実行機能はこんなことを可能にしてくれます。

- 激しい感情がわきあがったときに自分を落ち着かせる。
- 心のなかで映像を思い浮かべ、自分に声をかけ、激しい感情を引き起こす出来事から気持ちをそらせる。
- 前向きな気持ちになる、あるいはリラックスするようなイメージや言葉をつかって、激しい感情を抑え、よりよい感情反応に置き換える。
- 長期的なゴール、自分の利益につながるような反応や穏やかな感情表現を選ぶ。

つまり、感情のコントロールができると、反射的に起こる激しい感情をとめ、やわらげ、大人としてふさわしく、社会に受け入れられるような感情として、長期的な目標の達成を妨げないかたちで感情を表現することが

できるのです。

ADHDがあると感情のコントロールはどのような影響を受けるか

あなたにとってもっとも苦手なのは感情のコントロールでしょうか？

- なにかあると衝動的に激しい感情を表出し、行動してしまうので、周囲の人が離れていく。感情にブレーキをかけることができなければ、最初にわきあがる感情を抑えるための時間的な余裕をつくることができません。言語的作業記憶と非言語的作業記憶がじゅうぶんに発達していなければ、感情をなだめるための視覚的なイメージを思い浮かべることができず、心のなかで自分に声をかけることもできません。

　友達はジェイのことを「短気なやつだよ」と言います。ピザのトッピングが注文とちがうとか、「あいつ、オレのことを睨んでる」（まわりの人にはそうは見えないのですが）と、ささいなことでいきなり周囲が驚くような怒り方をするのです。ジェイがあまりにも怒りっぽいので、だんだん友達から誘われなくなりました。このままでは職場での信用をなくし、友達は次々に去っていきます。

- その場にそぐわないほど激しく感情的に反応するので、立場が悪くなることが多い。決して異常だとか、不適切だとか、あまりにちぐはぐな感情というわけではないのですが、場に合わないほど大げさな感情は周囲から浮いてしまいます。たとえば、葬儀の場でだじゃれに大声で笑うとか、軽く注意されただけでめそめそ泣いてしまうとか。また、場にそぐわない感情表現をしていると、目標から遠ざかることもあります。自分のキャリア目標にぴったりの仕事に就い

ていたのに、ささいな失敗で激しく怒ってばかりいると仕事を失うことになりかねません。悲しみにとらわれすぎると必要なときにまったく動けません。ちょっとした成功に有頂天になっていると、ベストを極めたような気持ちになり、ほんとうに目指していたゴールに向かって努力できなくなります。

　ヴァネッサは営業で初めて賞をもらい、あまりに感極まって、上司の部屋へ跳ねるようにして入っていき、「わたし、自分の会社を立ち上げます！　この会社の商品をわたしに売らせてください。たちどころに完売してみせますよ！」と言ったのです。興奮する気持ちはわかるのですが、上司にこんなふうに伝えるのは大げさすぎます。

● やるべきことをやるために、モチベーションをあげることが難しい。感情とは諸刃の剣です。オーバーな感情や衝動的な感情は抑えるべきですが、ある程度はやる気を盛り上げるために必要です。ADHDがあると、ほかの人よりも欲求不満、退屈、怒りに流されやすくなります。これだけでもやるべきことに集中しづらくなるのに、最後までやり通すことも難しくなります。このとき、感情をうまくつかってコントロールできれば、やるべきことに取りかかるためのやる気を奮い起こし、ゴールに向かって注意と集中を保つことができます。

> 自分にとって感情をコントロールしにくい場面はどのようなものでしょう？
> ＿＿＿＿＿＿＿＿＿＿＿＿＿＿＿＿＿＿＿＿＿＿＿＿＿＿＿＿
> ＿＿＿＿＿＿＿＿＿＿＿＿＿＿＿＿＿＿＿＿＿＿＿＿＿＿＿＿
> ＿＿＿＿＿＿＿＿＿＿＿＿＿＿＿＿＿＿＿＿＿＿＿＿＿＿＿＿
>
> このような場面でこそ、自己対話と視覚イメージをつかって感情をコントロールしてみましょう。

計画と問題解決：心のなかで組み立てる

　心のなかにイメージと言葉をしばらくとどめることができれば、それを操作することができます。バラバラにして、あちこちに動かし、新しい組み合わせを試して、実験する——心のなかでの組み立て遊びです。身体や物をつかった遊びは、子どもの早期発達の重要な一段階ですが、その延長線上にこのような遊びがあると考えられます。物をバラバラにして別のものとくっつけ、なにが起こるかを見るのが遊びです。子どものころは実際に手をつかってものを動かしますが、成長するとイメージをつかって操作することができるようになります。

　おなじく、子どもは言葉を声に出して遊びますが、大きくなると心のなかで言葉をいろいろ操って遊ぶことができるようになります。視覚─空間遊びも、言葉遊びも、新しい組み合わせを生み出します。そのほとんどは役に立たないガラクタのようなものです（やっかいな状況に陥ったとき、バカみたいなアイデアを次から次へと思い浮かべては捨て、なにかいい方法を見つけようとしますよね。「妻がいま出産中なんですよ！　早く病院に行かなくちゃ！」と言えば警察官もスピード違反を見逃してくれるん

じゃないかな……」「ヤバい。レポートの提出期限が過ぎてる！　きょうと明日徹夜すればなんとかいけるんじゃないかな」「土曜日にふたりとデートすれば、どっちも自分が本命だって思うんじゃないかな？」というように）。でも、そうやって考えているうちに、新しい（そしてすばらしい）アイデアが浮かんで、問題が解決することもあるのです。

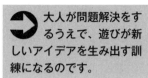
大人が問題解決をするうえで、遊びが新しいアイデアを生み出す訓練になるのです。

計画を立て、問題解決する能力が高いと、こんなことができます

1. **可能な選択肢をすべてあげることができる**。計画を立てるためには、未来に起きることを想定して、それに対して複数の選択肢を実行する力が求められます。可能な選択肢をすべてあげることができれば、最善の方法を選ぶことができます。ブレインストーミングがよい例です。この実行機能の働きにより、「どうしてそれについて考えておかなかったんだ！」という後悔を防ぐことができるのです。

2. **目標を達成するための最善の手順を決めることができる**。計画を立てるとき、人は頭のなかで情報をバラバラにして再び組み立てます。選択肢をすべてあげたら、必要となる手順を考え、さらにその手順を入れ替えながら、どの順序で行うのがもっともよいかを考えることができます。

3. **ゴールへ到達するための創造性、問題解決、革新的なアイデアを生み出す力になる**。この実行機能がうまく働かなければ、新しい視点から考えることはできません。自由意志（第8章参照）を心のなかでさらに自由に遊ばせ、羽ばたかせるのです。自分でなにをするべきかを考えるだけでなく、だれも思いついたことのない方法をつか

うのです。創造性と革新性は、よりよい結果につながる近道になりうるのです。

> ➡ 逆説的ですが、計画を立てるなんてかったるいことはやっていられないと思っても、実は時間をかけて計画を立てたほうがやるべきことが早く終わるのです。

ADHDがあると計画と問題解決はどのような影響を受けるか

あなたの自己コントロールの障害は、計画と問題解決にも悪影響を与えていますか？

- **その場ですばやく決断できない。** 確かに、ADHDがあると考えなしにすぐさま反応して、まわりから白い目で見られてしまいます。でも、その場ですばやく決断しなくてはならないことは、日常ではよくあります。急に予想外のことが起こって、それに対して早急に賢明な判断を下さなくてはいけません。ADHDがあると作業記憶がうまく働かないので、多くの情報を一度に保持できないだけでなく、計画を立てて問題を解決するための実行機能も弱いので、情報を瞬時に操作して計画を立て、問題点をうまく解決できないのです。

ジェームスはどうしても消防士になりたいと思っていました。でも、研修がはじまるやいなや、消火や人命救助のために必要な決断をすばやく下せないことが明らかになりました。

- **整理整頓できない、整理整頓された状態を保つことができない。** すばやく決断しなくてはならないような状況がなかったとしても、情報や物品を整理された状態で保つことができないという問題があります。確定申告のために必要な書類、仕事上の書類、子どもの医療

のために必要な書類など、すべてがごちゃごちゃになってどこへ行ったかわからないということはないでしょうか。実行機能に障害があると、将棋やチェスでいえば盤上の状態をうまく思い浮かべることができないので、駒をさっと動かすことができないのです。

メアリーは「必要な書類がぜんぜん見つからない」ために、2～3年に一度家族の金銭関係の書類をきちんとまとめようとします。引き出しからすべての書類をひっぱり出し、新しいやり方で整理整頓しようとするのですが、あまりに多すぎて毎回すぐに途方にくれてしまいます。夫のゲイリーが仕事から帰ってくると、書類の山で家中がめちゃくちゃになっています。

- **アイデアを順序立てて提示できない**。なにかをバラバラにしたときは、それをわかりやすい順番に並べ替えて整理する必要があります。つまり、計画と問題解決の実行機能においては、問題を解決し、アイデアを現実に適用可能なものとするために、アイデアを正しい順序で組み立てる必要があります。ADHDがあると、論理的に考え、問題解決をし、計画を立て、説明し、記述し、口頭ですばやく伝えるということが難しくなります。

ルイスにとってプレゼンテーションを準備し、発表することはほぼ不可能に近く、そのためなかなか昇進できずにいました。でも、あるとき上司がルイスのセミナーを見て、参加者がルイスの人柄に対してかなり好意的な反応をしているのに気づいたのです。それからは、上司のアイデアによって、ルイスは同僚とチームを組んでプレゼンテーションを行うことになり、同僚が説明の部分を担当し、ルイスが盛り上げ役をすることになりました。それ以降、ルイスが担当したセミナーは成功続きとなりました。

大人として生活していくうえで計画と問題解決能力は欠かせないものです。この2つがうまくいかなければ、自分がダメな人間であるかのように感じてしまうことでしょう。でも、忘れてはいけません。この2つがうまくいかないのは、あなたの頭が悪いからではなく、ADHDのせいなのです。ADHDがあるためにどんなふうに自己嫌悪になるでしょうか？

_____

_____

_____

_____

自己コントロールをつくる4つの実行機能
心の目で見る
心の声を聞く
心をつかって心を落ち着ける
心のなかで組み立てる

第10章
ADHDとはどんなものか、どうすればうまくコントロールできるか

　ここまで読んだ方は、大人のADHDが単に「集中しづらいだけで、大した問題ではない」わけではないことがおわかりでしょう。それどころか、広い範囲にわたって問題が生じ、大人にとって必要不可欠ともいえる大切な能力がうまく発揮できず、わきあがる衝動に抗うことができません。これは脳の実行機能の障害によるもので、見通しを立てて行動することができないのです。

> 「集中力さえつけてくれれば……」と言われる人はステップ2を読みましょう。

先のことを考えられない

　かんたんにまとめるならば、大人のADHDとは「時間が見えない」あるいは、「時間が見えにくい」のです。すでにある知識とスキルを応用して、人と接するとき、また先のことを考えるとき、より効果的な行動をつくりだす実行機能の障害です。知能が高くても、実際の行動にうまく結びつけられないのです。どう行動すればいいかわかり、それが自分にとってプラスになると知っていても、それを行動に移すことができません。

> ADHDとは行動の障害です。どうすればいいのかわからないわけではなく、わかっていてもできないのがADHDなのです。

　時間感覚がないと大変です。ギリギリになるまで準備できないばかりか、大切なことをすっかり忘れることもしょっちゅうで、毎日ドタバタ

し、あわてふためいてばかりでヘトヘトに疲れ切ってしまいます。「このあとなにをしなきゃいけないんだっけ」「明日なにがあるんだっけ」と少しでも考えることができれば、こんなふうにならずにすむのに……。

> ADHDの人はわざと先のことを考えないようにしているわけではありません。本人のせいではないのです。

自分のADHDをうまく扱うためのプラン

ADHDの特性を理解すると、もっとも役立つ作戦とツールとは、すでに知っていることを「実行する」ためのものだとわかります。

- ADHDのセラピーは、いつもの生活場面のなかで「よし、これをやるぞ」という瞬間に行動を起こす助けになるものでなければならない。
- いつもの生活場面から離れた場所でのセラピーは効果が薄い。
- 「いま取りかかる、締め切りまでにしあげる、いいタイミングでする」ためのサポートが必要。そのためには、環境を調整して、やるべきことを適切なときにできるように援助する。

問題に合わせて解決方法をアレンジする

第7章から第9章にわたって、ADHDの人にとって難しい4種類の自己コントロールについて説明しました。効果的なセラピー、工夫やツール、対処方法をつくるためのガイドラインをこれからご紹介しますが、これらはすべて実行機能の障害をターゲットにしています。このなかで、もっとも不得意なものをターゲットにして、自分にぴったりの解決方法を見つけましょう。

- 頭のなかだけで扱いがちな情報をメモに取るなどして、外部メモ

リーをつかう。目に見えるかたちにして、失敗しやすい場面で、目につくところに貼ります。頭のなかだけで処理しないようにするのです。

だれかに「2、3日以内にこれをやってほしい」と頼まれ、細かな指示をされたら、それをずっと頭のなかにとどめて覚えておこうとしてはいけません。ADHDがある場合、それはとても大変なことです。それよりも、小さなメモ帳とペンを持ち歩き、やるべきこと、その手順、締め切りを、伝えられたその場で書きとめるのです。そして、やるべきことが終わるまでずっと、目につくところにそのメモを貼っておき、作業記憶の代わりとなる外部メモリーとしてつかいます。さらに、やるべきことを小さく分けて、作業終了まで1時間ごとにするべきことをスケジュール帳に記入してもよいでしょう。やり方そのものではなく、ツールとして「外部メモリーをつかう」というところがポイントです。

> 準備するもの：メモ帳、ペン

- 頭のなかの感覚だけで時間をとらえるのではなく、タイマーなどをつかって時間がわかるようにする。ADHDがあると、いまこの瞬間のことしか考えられません。そのため、時間が過ぎていく感覚がわからず、時計に目をやることも忘れてしまいます。キッチンタイマー、アラームで予定を知らせてくれるアプリ、1時間ごとの予定を書き込めるスケジュールソフトをつかって、短時間ごとに小分けした作業の枠が終わったらわかるようにしましょう。時間の経過を知らせてくれて、作業枠ごとに時間を区切ってくれるツールがあれば、時間の

> 準備するもの（以下のうちどれか）：キッチンタイマー、予定を通知してくれるスケジュールアプリ、携帯電話のアラーム、1時間ごとの予定を書き込めるスケジュール帳もしくはカレンダー

管理がうまくいきます。

- **やる気を高めるご褒美を準備する。**やるべきことがあるとき、短時間ごとにご褒美を準備して、やる気を持続できるようにしましょう。たとえば、作業を30分から60分単位に分け、ひとつの単位が終わるとご褒美を自分にあげます。これが強化剤となって、時間のかかる作業をやり遂げ、目標を達成し、人との約束を守れるようになります。ちょっとした飲み物、スポーツニュースのチェック、好きな曲を聴くなどなんでもいいのです。仕事が全部終わったときではなく、短時間の作業枠ひとつ分が終わったらひとつというようにご褒美を準備しましょう。

> ご褒美:
> コーヒー、紅茶、炭酸飲料などの飲み物。
> ネットでスポーツニュースをチェックする。
> iPod、CD、ラジオなどで好きな曲を1曲聴く。
> 飴やコインなどをチップとしてつかって、「10枚たまったら〜する」と決めておく。

> 注意:ちょっと休憩してネットでスポーツの試合の結果をチェックしようと思っていても、気がつくと次々にネットサーフィンしてあっというまに何時間もたっていた……となりがちです。だからこそ、自分のADHDがどんなものかをよく知っておくことが大切なのです。2〜3分でうまく切り上げられるようなご褒美を見つけておきましょう。

- **脳の実行機能の障害をつくりだしている神経システムを治療する。**いまのところ、これができるのは薬物療法のみです。ADHDの治療薬は（ステップ3を参照）中枢神経刺激薬［訳注：現在日本で認可されているのはメチルフェニデート塩酸塩徐放錠（コンサータ）、非刺激性のアトモキセチン塩酸塩（ストラテラ）です］、非刺激薬のアトモキセチン塩酸塩とグアンファシンがありますが、これらはADHDの障害のもととなる脳の実行機能を担う部位の神経基質と神経回路を改善し、正常

化します。完全に治癒するわけではありません。それでも服薬を続ける限り、顕著な効果があります。

> ADHDの人が困難を感じる日常生活をターゲットとしないセラピーは効果が認められていません。会話だけの心理療法、洞察志向の（過去をふりかえるなどして気づきを得ることを目指す）心理療法、精神分析、グループセラピー（つらさを分かち合うようなもの）などはお勧めしません。

- 目の前のやるべきことに集中できるように、気が散ってしまうものを片づけ、集中をサポートしてくれるアイテムをまわりに置く。

- ルールを目につくところに貼り出す。メモ、カード、付箋などにルールを書いて、学校や職場などの、人と接する場所で自分が目にしやすいところに貼っておく。1日に何度もチェックする。必要なときに小さな声で自分に言い聞かせる。声に出してルールを読み上げたものを録音しておいて何度も再生する（もちろん人の邪魔にならないようにイヤフォンをつけて聴くこと）。

  > 忘れないように貼り出すもの：カード、リスト、付箋、写真やイラストをつかったポスター

- 長期間にわたる仕事を始めるときは、短時間の小さな仕事に小分けする。たとえば、1カ月かかる仕事を引き受けたときは、何段階もの小さな仕事に分け、1日に1つやり遂げるようにする。そうすれば気軽に取り組むことができる。毎日「きょうはこれができた。やった！」と達成感を感じることで、仕事を進めるためのやる気を

維持する。

- **計画の変更に対しては柔軟に対応する。** 糖尿病などのような慢性疾患では症状を緩和するための対症療法を続けるが、治療の経過で症状はよくなったり悪くなったり変化したりする。必要なときは専門家の援助を求め、治療方針の変更を行うこと。新たな方法を探して、ADHDによって起こる問題をうまく補い、人生を楽しむこと。

> ステップ4ではこの章で述べたことを日々の生活に応用します。ステップ5では特定の場面でこのルールをどのように活用するのかをお伝えします。このルールをしっかりと体得することによって、自分のADHDとよりうまく付き合っていけるようになります。

ポイントがつかめましたね。これで自分のADHDとうまく付き合っていくための準備が整いました。決して忘れないでください。適切なサポートさえあれば――ADHDについての心理教育、カウンセリング、薬物療法、生活上の工夫やツール、努力、信念、家族と友人の協力――もっと快適かつスムーズに毎日を送ることができるのです。

> ADHDをうまくサポートする新しい方法を常に探しましょう。1つの方法でうまくいったからといって安心してはいけません。もっといいやり方がきっとあるはずです。工夫を重ねていきましょう。

第11章
ADHDを受け入れる

　ここまで読んで、ADHDについてかなり理解が進んだいま、ご自分のADHDを受け入れる心の準備はできたでしょうか？

　ADHDの症状、問題点が自分にあてはまると「自分はADHDだ」と認めざるを得ませんが、ほんとうに受け入れるまではすこし時間がかかるかもしれません。ADHDは薬で完全に治癒するわけではなく、一生付き合っていかなくてはならないものだからです。だから、こんなふうに感じるはずです。

- 「自分はADHDなんかじゃない！」と否定する：最初の段階でそう感じるのは当然です。自分の意思に反して病院に連れていかれた場合には、この段階のままとまってしまうこともあります。
- 「よかった。自分の努力が足りないせいじゃなかったんだ。ADHDという障害があるせいだったんだ」とほっとする：これまでの失敗も苦労もADHDによるものだったことがわかり、過去をふりかえって自己嫌悪に陥ることがなくなり、先のことを考えられるようになります。
- 「自分は一生治らない病気をもっているんだ……」と落ち込む：そう感じるのも当然です。でも、ADHDの症状を補うことのできるツールやサポートが数多くあることがわかれば、気持ちが楽になるはずです。
- 腹が立つ、イライラする：とくに何年も正しい診断を受けられなかった場合、そう感じるかもしれません。「長い時間を無駄にし

た！ もっと早くわかっていればあんな思いをすることもなかったのに……」と悔しくなるでしょう。せっかくどうすればいいのかわかったのですから、悔やむよりも、診断と知識を活用して、もっている力を発揮しましょう。
- 悲しくなったり、腹が立ったりする：ADHDのためにとりかえしのつかない失敗をしてきた場合、こんなふうに感じるかもしれません。こんなときは臨床心理士など専門家のカウンセリングを受けて、サポートを受けながら未来に目を向けられるようになるといいですね。

> ADHDだとわからないままに、人間関係、職場や学校で失敗してきたという後悔や悲しみ、苦しみを乗り越えるのは並大抵のことではありません。

　ADHDについて理解した、これから先の未来は、過去とはまったくちがうものになります！ 強い後悔や悲しい気持ちに囚われてなかなか動けないときは、カウンセリングを受けましょう。自分のなかにある強い感情を理解し、言葉にして外に出し、解決することができます。その感情を受け入れたあとにきっと新たな希望がわいてくるはずです。

> ADHDであること、ADHDとはなにか、どう対処したらいいのかがわかったなら、あなたの未来は過去とはまったくちがうものになります！

言い訳ではなく説明

　ADHDがあるからといって社会的弱者だというわけではありません。この本を読んでいるということは、「ADHDのせいでできないんです」と言い訳がしたいのではなく、いろんなことをもっとうまくこなすための工夫を見つけようとしているわけですよね。でも、まわりからはADHDの症状のために「頼りにならないやつ」「だめなやつ」「いいかげんなやつ」と思われることもあるかもしれません。そして、ADHDの診断を告げる

と「病人なんだったらできなくても仕方ないよね」と受けとる人もいます。でも、この本を読んでいるあなたはそんなふうに思われたくはないでしょう。「ADHDがあるからこの仕事は無理だ、しなくていいよ」と言われたいのではなく、車イスに乗った人がスロープをつかって段差のある建物に入るように、ADHDをうまくコントロールするための工夫を見つけたいのではないでしょうか。ありとあらゆるところでスロープを見つけ出し、もしなければ自分でつくりだせばいいのです。段差のある建物をすべてあきらめて、泣きながら家に引き返したくはありませんよね。

「ADHDがあるからこんな失敗をしても仕方がない」と責任を免除してもらうのではなく、ツールを駆使して行動の結果を短いスパンでわかりやすく確認できるようにすることができます。そうして積極的に自分の行動に責任をもつのです。1日単位で計画、目的、行動を報告し、フィードバックを受けとることができれば、ADHDがあっても集中力とやる気を保って仕事をこなすことができます。

ですから言い訳は無用！　ADHDと症状を受け入れ、自分のものとし、それがもたらす弊害を最小限にする、あるいはなくす方法を見つけるのです。そうすれば、ADHDをもたない人とおなじように、なんでもこなすことができます。やりたいことをあきらめることなく、自分のスロープを探しましょう。もし見つからなければ自分でつくってしまいましょう。

ADHDをもって生まれたのはあなたのせいではないけれど、ADHDであることを受け入れるのはあなたの務め

現在では、ADHDは遺伝的要因と脳の器質的な要因によるものであることがわかっています。121〜122ページに研究データをまとめてありますので参考にしてください。さらに、育ち、家族の不仲、夫婦問題、アタッチメント（愛着）の障害、テレビゲーム、近代化した社会、友人関係などの社会的要因単独ではADHDは起こらないということも明らかに

なっています。

　つまり、ADHDになったのはあなたのせいではないということです。しかしこれは、ADHDは完治しないということも意味しています。食事療法をしたり環境を変えたりしてもADHDは治りません。また、「これをすれば自分の子どもはADHDにならない」という予防法もありません。しかし、ADHDのために起こるいろいろな問題を劇的に減らすことはできます。ステップ3（薬物療法）をつかえば、脳の状態を大きく改善することができます。ステップ4をつかえば、さらに生活を改善する方法が見つかるでしょう。

ADHDの原因に関する研究より

- ADHDの家族研究、双生児研究から、遺伝的要因がADHDのもっとも大きな原因であることが明らかになっています。きょうだいでは、ひとりがADHDの場合、ほかのきょうだいは3人に1人の確率でADHDをもって生まれます。北米のUCLA大学の256組の親子を対象とした研究では、ADHDの子どもがいる場合、その55％において両親あるいは片親がADHDであることが示されています。
- ADHDの症状の程度は、75〜80％（90％であるとする研究もある）が遺伝的要因によって決まります。これは、身長についてのデータとほぼ同レベルであり、パーソナリティ特性、知能、うつや不安など精神疾患に対して遺伝的要因が及ぼす影響よりも大きいことになります。
- ADHDの発症リスクをもつ遺伝子を特定するため人間のゲノムを解析した研究から、少なくとも染色体上の20から25カ所がADHDに関係していると考えられています。複数のリスク遺伝子が少しずつ重なり合って複合することによってADHDの発症に寄与しているのです。親から引き継いだリスク遺伝子が多いほど、ADHD症状が多く、重くなり、日常生活が困難となり診断基準にあてはまるレベルになります。

- 非常に少ない数ではありますが、発達初期の段階（多くは胎児期）の脳神経の損傷によってADHDが起こることがあります。胎児期のアルコールやタバコによるもの、とくに脳出血をともなう早産、早期の鉛中毒、脳外傷、脳卒中などがあげられます。
- ADHDの人の前頭葉、基底核、小脳、前帯状皮質は同年代の健常群と比較して、3〜5%小さく、活動性が低いことがわかっています。
- ADHDの人の脳は健常群と比較して、反応が遅れること、右脳の前頭前野の血流量が少ないことが研究から明らかになっています。ADHD症状が重度であるほど、血流量は少ないことが示されています。

ADHDの原因ではないかとうわさされていることに関する研究データをみてみましょう。

- 砂糖の摂取は関係がない。未就学児を対象とした研究では、添加物と保存料の摂取によってADHD症状が悪化したのは20人に1人以下だった。
- 子どものときのテレビ、テレビゲームの時間の長さは関係がない。ただし、ADHDがある場合、通常よりもテレビ、テレビゲームの時間は長くなる傾向にある。
- 親の養育態度は関係がない。子どもがADHDである場合、家族間の苦痛とストレスは確かに大きくなるが、これはADHDの子どもの育てにくさと、親自身のADHDによるものである。

環境を整えるとADHDは扱いやすくなる

ステップ4と5では、薬物療法で完全にコントロールできない症状にうまく対処するための方法を紹介しています。環境をちょっと工夫することによって大きな変化が生まれます。

大人のADHDは常にダブル・パンチを受け続けているようなものです。症状があるために、大人としての社会的責任や義務を普通の人の半分以下しかこなせません。さらに、まわりの環境もADHDのある人にとって集中しやすく仕事がしやすいとはとても言えません。でも、ダブル・パンチのうちの一方は薬物療法によっておどろくほどスッキリと改善します（ステップ3を読んでください）。もう一方の環境の方は、なにもしなくても自然にADHDのある人のニーズに合わせて変化することはないでしょう。でも、こちらからいろんな工夫をして環境をコントロールすることは可能なのです！　方法は無限にあります。

- 自分に合った職場、自分の特性を活かせる職場を選ぶ。

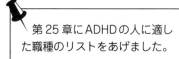
第25章にADHDの人に適した職種のリストをあげました。

  ・事務仕事やお金の計算をするような仕事は苦手ですか？　自分のパーソナリティ、エネルギーたっぷりなところ、人懐っこさを活かしましょう。販売や人前に出る仕事はどうでしょうか？
  ・出版や医療関係の仕事につきたいけれど、細かい作業は苦手であれば、出張や会議が多い部署に配属してもらいましょう。どうしてもやらなくてはならない、つまらないコツコツとした作業をうまくこなすための作戦をとりいれましょう。協力的な上司に相談して、会社の目的に沿いながら新しい方法で仕事ができないか考えてみましょう。

ほかにも自分に合った環境を自分の手で切り開く方法はたくさんあります。

- 長所を活かして仕事をし、短所を補う工夫をとりいれられるように

手伝ってくれる人といっしょに取り組む。
- いま参加しているソフトボールのチームメイトは明るくて楽しい人たちばかりだけれど、試合のあとの打ち上げで最後まで自分に付き合ってくる人がいないのならば、別のチームを探すのもよいかもしれません。
- 小さいころから自分のことを知っている家族がいつも「どうせまただめなんでしょ」という態度をとるならば、しばらく距離をおきましょう。ステップ4と5を読んで練習を重ね、大人として信頼されるふるまいができるようになったという実績を重ねてから、家族に会いにいくとよいでしょう。

● ADHDの人のためにつくられたツールやサポートをどんどん活用する。
- 本書では、長年の研究によって有効性が実証されている治療法をお勧めしています。ほかの精神疾患に比べると、ADHDの治療はかなり進んでいて、本書でお伝えするほかにも多くの治療法や援助機関があります。
- いろんな人から、ああしろこうしろ、これが正しい、これがまちがっている、これが事実だ、これはちがうと言われているような気がしますか？　自分の求める情報だけ得られるとよいですよね。以下のページでは、ADHDに関するありとあらゆる情報のなかから正しいものだけを選びとるためのコツをお伝えします。正しい情報は不安を消してくれます。

当事者のためのADHD情報取捨選択のコツ

ステップ2では、ADHDとはなにかを学びました。自分の症状、そのためにどう困ってるかだけでなく、ADHD以外の部分で自分はどんな人物なのか

当事者のためのADHD情報取捨選択のコツ（つづき）

を考えるきっかけになれば嬉しいです。「症状＝自分」ではありません。自分の性格、心理的な能力、身体的特徴、才能、生活環境、仕事環境、助けてくれる人やつかえるツールはどのようなものでしょう。本書のADHD全般に関する情報も、宅配便のフィルム包装のように、自分の状況にぴったりと合わせてつかうことができます。

たくさんある情報を有効活用しましょう

　ADHDについて学ぶにあたって、本書を読んで終わりにしてはいけません。本書のように大人のADHDを詳しく扱った本はまだまだたくさんあります。多くの本を読み、専門家の話を聞き（できれば相談をして）、質問をし、多くの正しい情報を伝えてくれるウェブサイトを調べ、気になったものについてはさらに調べ、入手した情報をすべてまとめましょう。情報を統合することによってはじめて真実が見えてきます。決してひとつだけの情報源（本、雑誌やテレビ、専門家、DVD、有名人、ウェブサイト）に頼らないでください。なかにはきれいごとだけのもの、薄っぺらで根拠のないもの、明らかにまちがっているものなどがあります。広く情報を集めることによって、信頼できる正しい情報を見極めることができるようになります。

でも、眉につばをつけて情報を見ましょう

　こんなことは言う必要がないかもしれませんね。ADHDについてはいろいろな意見があり、ADHDについてよく知らない人から「病気なんかじゃない、甘えているだけだ」などと言われたことがあれば、さまざまな情報をうのみにしない癖がすでについているかもしれません。それでいいのです！　ADHDについて学ぶうえで、その癖はプラスに働きます。必ず情報源を疑ってみましょう。情報の裏づけとなるエビデンスを確かめましょう。とくに「必ずよくなります！」というような治療法については（たいていはそんな

当事者のためのADHD情報取捨選択のコツ（つづき）

ふうに謳われていますね）必ず疑うようにしましょう。情報のもとになっているエビデンスを確認することで、正しい情報を見極められるだけでなく、ADHDとその関連する分野についてさらに広く深い知識を得られます。自分が納得できる情報、ADHDの専門医や研究者の共通見解となっている情報、自分の症状にしっくりくる情報を選び抜いてください。

 question 研究によって実証されている情報はどうやったら見分けられますか？

ADHD（ADHD以外の疾患についても）の治療法、原因、その他の特性について述べられたものは、事実無根のものでも信頼性のある情報のように聞こえます。情報が確かなエビデンスに基づいたものであるかどうかを確かめるときは、以下の点を参考にしてください。

情報の発信源を調べる
- 営利目的のところではありませんか？　営利目的の商品やサービスに関連した情報の場合は、広告としてとらえたほうがよいでしょう。
- 社会的なメッセージや政治的なメッセージをもった団体ではありませんか？　その団体のホームページを調べてみましょう。また、インターネットでその団体に関する口コミなどを調べてみましょう。その団体の裏の顔が見つかるはずです。その団体が訴えようとしているメッセージやテーマがある場合、その団体が発信している情報は必ずしもまちがっているわけではありませんが、客観性のある情報とは言いがたいでしょう。
- 団体・機関の規模、活動範囲、歴史はどうでしょうか？　古くからあ

当事者のためのADHD情報取捨選択のコツ（つづき）

る全国規模の機関、国際的な機関は、規模の小さく活動範囲の狭い新しい機関よりも信頼性が高いと考えられます。確かな情報を配信してきたという実績があるからこそ、利用者や参加者が増え、活動資金も集まるからです。

- 研究機関によるものでしょうか？　北米であればアメリカ国立精神衛生研究所（NIMH; National Institute of Mental Health）や大学の研究機関があげられます。そういったところでは、研究結果を伝えるだけでなく集積しています。研究結果が加工され歪められることなくそのままの状態にある「1次資料」に触れることができます。この研究結果を論文から抜き出して、あるテーマにそって引用したり参照したりしたものは「2次資料」です（よくまとまってはいますが）。

内容をよく検討する

- 信じられないくらい楽観的なことばかり書いてあるのではありませんか？　そんなときは信じてはいけません。「これを食べればADHDはみちがえるほどよくなります！」「この薬・マシーンでADHDがきれいに治ります！」というのがもし本当なら、なぜいまも何百万人もの大人がADHDに苦しんでいるのでしょうか。
- 実名や確かな数値が示されていますか？　「ほとんどの」「多くの」「これ

> 手助けしてくれる立場にある人——夫や妻、パートナー、家族、友達——にお願いして、ADHDについてよく勉強してもらうようにしましょう！　自分とまわりがおなじレベルの知識をもつことで、いろんな工夫をして症状にうまく対処できるようになります。また、実現不可能な目標をたてたり、できないことを高望みして、お互いつらい思いをすることがなくなります。

当事者のためのADHD情報取捨選択のコツ（つづき）

までになかった」「ほとんどない」「専門家も勧めています」「だれもが知っている」「医師推奨」といった言葉は、確かな研究による裏づけがないことを隠してしまいます。数値、確かな事実、実名などがない場合は、裏づけがあやふやかもしれません。

- 参考文献のリストはついていますか？　研究データが文中に実際の数値で示されていなかったとしても、参考文献を多くあげてある場合は信頼してよいでしょう。文中ではわかりやすくて実践しやすい情報を書いておき、情報の背景を知りたい人は自分で文献にあたって調べられるようになっているのです。ですが、文献リストがついているからといって安心せず、実際に必要がない場合でもひとつかふたつは文献を調べて、本当にその文献が実在するのかチェックしましょう。

いま受けられる治療法について信頼性の高い最新の情報を得るためには、ADHDの標準的治療についてインターネットで調べてみましょう。これは、北米ならばアメリカ精神医学会（APA）のような規模の大きい権威ある学会が公表しているものです。また、「エビデンス・ベイスド」と示された治療法も探してみましょう。学会などの時勢によって変化する用語ではありますが、「じゅうぶんに実証された」とする基準を複数の学会が定めたものです。

- エビデンスとしてじゅうぶんなものがあげられていますか？　さまざまな研究所で追試され同様な結果が得られたことが確かめられているでしょうか？　それとも「こんなケースがありました」「こんな患者さんがいました」という臨床報告のみでしょうか？　公的な研究所で、「二重盲検（130ページの囲みを参照してください）」によって行われた研究であれば信頼性が高いと考えられます。でもこのような研究には大きな資金が必要です。臨床データが大量に蓄積されたなかから有

> ### 当事者のための ADHD 情報取捨選択のコツ（つづき）

効な治療法が見つかり、その後確かな研究によって有効性が実証されたものも数多くあります。また、長年にわたって何度も追試され、おなじ結果が確認されているものも信頼性が高いと考えられます。おなじ被験者を対象として何年も追っていく縦断的研究は、薬物療法やその他の治療法が継続的な効果をもつものかどうかを確認できる唯一の方法です。

当事者のためのADHD情報取捨選択のコツ（つづき）

　二重盲検法は薬物療法、心理療法、その他の治療法の効果を確かめるうえでもっとも信頼性の高い研究手法であると考えられています。その理由は以下のとおりです。

- 被験者はランダムに抽出され、2つのグループに分けられます。これによって、だれが研究対象となっている治療法を受け、だれがプラセボを受けるのかが意図的に決められることを防ぎます。治療効果が認められたときに、それが交絡変数（confounding variable）、交絡因子（confounding factor、confounder）によるものではないということが仮定されます。
- 被験者はさまざまな背景をもつ大多数のなかから抽出されます。これによって、研究結果が多くの人にあてはまるものであることが示されます。
- 対照群としてプラセボ（ブドウ糖などの「偽薬」）の治療を受ける群が設けられます。これによって、研究対象となった治療法がほんとうに効果をもっているのかどうかが比べられます（プラセボの治療を受けたグループの約3分の1は、実際に治療を受けた人とほぼおなじような効果を示します！　これはプラセボ効果と呼ばれています）。
- 二重盲検とは、検査者も被験者もだれがプラセボでだれが実際の治療を受けているのかを知らないことを意味します。そのため、「こうなるのではないか」というような期待によって観察にバイアスがかかることがないようにされています。

当事者のためのADHD情報取捨選択のコツ（つづき）

事実の曲解

　2008年のはじめ、わたしはニューヨークタイムズ紙の取材を受けました。NIMH（アメリカ国立精神衛生研究所）の革新的な研究について意見を求められたのです。その研究では、ADHDの子どもの脳画像から、注意集中や記憶のような実行機能を担う脳の部位に発達の遅れがみられることが明らかにされました。ADHDの器質的な背景に関するエビデンスがついに示されたのです。「ADHDなんていう疾患は存在しない！」と主張する人々もこれには納得せずにいられません。しかし、わたしもそうですが、ADHDの専門家やNIMHの研究者は反対の意味でおどろきました。ADHDとは慢性疾患ではなく「単なる発達の遅れにすぎない」ということ、症状が成長とともになくなるということを知ってびっくりしたのです。過去の研究では、成長してADHD症状がなくなる人はADHDの子ども全体の3分の1にすぎないと考えられてきました。研究について調べるときは、研究結果としてのデータそのものと、その研究者の出した結論をそれぞれしっかりととらえるようにしてください。実際に研究をした人とは別の団体や個人が、とくに研究者ではない場合、そして研究者自身とは別個の結論を主張している場合には、それをうのみにしないようにしましょう。

――――――――

"Attention Deficits That May Linger Well Past Childhood", by Aliyah Baruchin, *New York Times*, March 13, 2008.

ステップ 3

脳を変える
ADHD をうまくコントロールするための薬物療法

薬物療法を受けたほうがよいのは……

- 専門医の診察を受け、中程度～重度の ADHD であると診断された場合。
- 研究で効果があることが明らかになっているから：現在利用可能な ADHD の治療法のうち、薬物療法がもっとも効果的であることが研究から示されています。カウンセリングや行動療法などの薬物療法以外の治療法に比べ、少なくとも 2 倍の治療効果があり、大人の ADHD において 70 ～ 95％の症状が改善されています。
- ほかの治療法を試したけれどまだ症状が続いていて困っているとき。
- ひとりでやらなくてはならない仕事がたくさんあるうえに、職場／家での仕事の整理をサポートしてくれる人もいないとき。
- プレッシャーが強い、もしくは気が散りやすい環境でうまく仕事がこなせずにいるとき。
- 上司からの評価がきわめて低く、解雇されそうだと感じるとき。
- いつも最後の課題が提出できない、単位が取れないなどの理由でなかなか学校を卒業できない、研修を修了できないとき。
- 人生の半分を失敗の事後処理に費やしていて、目標をなにも達成で

きず自己嫌悪になっているとき。もうこんな生活から抜け出したいと感じているとき。
- ADHDだけでなく、不安障害、うつ病、その他の精神疾患が合併していると診断されたとき。
- ADHDの症状のために夫や妻、恋人との関係がうまくいかず、そのせいで相手が自分と別れようとしているとき。
- まわりの人にいつも「なんて危なっかしい運転をするんだ！」と言われ、スピード違反や駐車違反をくりかえし、免許が取り消されそうなとき。
- お金の管理がなかなかできないとき。浪費しがちで、自分でこれ以上はつかいたくないと思っていても、ついクレジットカードをつかってしまうという自覚があるとき。
- 健康面での不安があるとき。喫煙、過度の飲酒、不健康な食生活、運動不足など、改善したいと思いながらなかなかできずにいるとき。

第12章

薬物療法を受けたほうがよいのはなぜか*

薬物療法は効果があるからです

　患者さんたちが「どうして薬を飲んだほうがいいんですか？」と聞くとき、わたしはいつも一言こう答えます。「なぜなら、ADHDの症状をコントロールするうえで、それがいまのところもっとも効果があるからです」と。

> 研究から次のことが明らかになっています。薬物療法によって、ADHDをもつ患者の50〜65%は健常群と変わらないほど症状が軽減し、残りの20〜30%においても顕著な改善がみられます。

　自分にピッタリ合った薬が見つかると、ADHDの症状はみちがえるほどよくなります。これまで症状のためにうまくできなかったことも、スムーズにできるようになります。実際、ADHDの薬物療法は、ほかのどの精神疾患に対する薬物療法よりも効果があるのです。

なぜ薬物療法が効くのか

　ここ10年間の研究から、薬物療法によってADHDにおける脳神経系の

---

*著者はイーライリリー社（アメリカ合衆国、カナダ、スペイン、イタリア、オランダ、スイス、イギリス、ドイツ）、Shire製薬会社（アメリカ合衆国）、ノバルティスファーマ株式会社（アメリカ合衆国、スイス、ドイツ）、Ortho-McNeil（アメリカ合衆国）、ヤンセン-Ortho（カナダ）、ヤンセン-Cilag（デンマーク、南アフリカ共和国）、株式会社メディシス（ドイツ、スイス）から顧問として資金提供を受けています。

異常が実際に修正される、あるいは補われることがわかっています。この効果は、薬が血中、そして脳内に保たれているあいだのみ持続します。つまり、治療効果を得るためには、薬を飲み続ける必要があります。

> 現在アメリカ合衆国において入手できるADHDの治療薬のうち、1種類以上を服薬してもなんの効果もなかったという人は10％以下です。

information

ADHDの薬物療法は、脳の神経にどんな作用を及ぼすのでしょうか。
　脳画像、脳波、その他多くの検査法をつかった研究から、ADHDの人の脳において重要な違いがあることがわかっています。

- 脳の特定の部位に構造的なちがいがある。ADHDがある場合、以下の部位が小さい。右前頭葉（注意と抑制）、線条体（快楽追求、報酬行動）、前帯状皮質（感情反応をコントロール）、小脳（実行機能が働く際のタイミング決定）。
- 上記の部位において、電気活動の減少がみられる。つまり、健常者の脳と比べて、ADHDの人の脳のこの部位は刺激に反応しにくい。
- 幼少期、青年期のADHDの人の前頭葉は代謝活動が弱い。
- ノルエピネフリンとドーパミンの分泌の減少、もしくは過度の再取り込みが認められる。ほかの神経伝達物質もなんらかのちがいがあると考えられる。

　研究者たちは、脳の構造的な異常によってADHDが発症するのではないかと考えています。この脳の構造は遺伝します。どうすればこのような脳の構造異常を修復できるのかはまだ明らかになっていません。
　しかし、少なくとも一時的に神経伝達物質の異常を修正することができるのです。その方法が薬物療法です。
　ノルエピネフリンとドーパミンという神経伝達物質が少ないと、その物質が伝達するはずだったメッセージがうまく届きません。すると、出来事、アイデア、感情といった情報入力時の刺激にきちんと反応できません。衝動をとめるべきときにとめられない、過去の記憶や未来のイメージが浮かばず、いまするべきことを見失う、浮かんだとしても一瞬

> で消えてしまい、やろうとしていたことを忘れてしまう、動作のブレーキがうまく働かず、そわそわとして常に落ち着かないといった症状はすべてこのせいなのです。
> 　ADHDの薬物療法はこのノルエピネフリンとドーパミンを調整してくれます（なかにはほかの神経伝達物質に作用するものもあります）。神経細胞がこれらの神経伝達物質を放出できるようにする、あるいは再取り込みを阻害することによって、ADHDの症状を引き起こしている部位の神経細胞間の情報伝達を改善します。アメリカ合衆国のFDA（食品医薬品局：日本の厚生労働省に該当する公的機関）では現在大人のADHDの治療薬として2タイプの薬を認可しています。中枢神経刺激薬と非刺激薬です。この薬は脳が適切に反応できるように、刺激への反応性を高めてくれるのです。

　薬物療法の作用に関する研究から明らかになったことのなかで、とくにすばらしい成果とは、薬が単にADHD症状をまぎらわし、感じさせないようにしているわけではないと証明されたことです。メディアで叩かれたように一時的な「絆創膏」でもなく、ADHDの人を「薬の警棒」でこらしめたり「薬の拘束衣」で動けなくするものでもなく、不安時に乱用される鎮静剤でもありません。薬が血中にあるあいだ、ADHDの根本的原因である神経伝達物質の異常が修正されるのです。

> 研究機関（日本であれば国立精神・神経医療研究センターなど）の研究をチェックして、ADHDに対する薬物療法が脳にどんなふうに作用しているか、とくに神経細胞の機能にどんな影響を与えるのかについての最新の情報を入手しましょう。日々ADHD研究は進歩しています。分子遺伝学においても、ADHDの薬物療法の作用機序、個人に適した薬の選択についての研究が進められています。

　「薬は症状をごまかすにすぎない」というメディアの言葉を耳にしていたら、薬物療法を試す気にはなれないかもしれません。この章が、そういった誤解を解くきっかけになれば嬉しく思います。どのような理由があっても、ADHDをコントロールするために薬物療法をつかわないとい

うのは、現時点においてもっとも効果の認められている治療方法を避けることになります。糖尿病患者がインシュリン注射を避けて、食事、運動、生活習慣の改善のみでやっていこうとするようなものです。無理というわけではありませんが、成功率は低く、症状のコントロールははるかに難しいでしょう。糖尿病だったらインシュリンを拒否したりしませんよね。ADHDの薬物療法もおなじなのです。

　薬物療法がこれほど効果的であるからといって、ほかの選択肢がないわけではありません。症状が軽いものであれば、ステップ4と5の作戦とツールをつかうことによって日常生活を改善することができます。コーチングも役に立ちますし、サポートグループを活用して、いろいろな工夫を学ぶのもよいですね。でも、もし症状が中程度から重度のものであれば、薬によっていろんなことがずいぶん楽になります。薬以外の治療よりもずっと大きな治療効果が得られます。

　ほかの精神疾患も合併しているとき、ADHDの薬物療法はその症状に対してもプラスに働きます。ADHDによる生きづらさから、うつと不安の症状が生じているケースがあり、薬物療法によってADHDが軽くなると、不安とうつ症状が消えることが研究から示されています。

　精神疾患や身体疾患の多くのものとおなじように、ADHDの症状はごく軽いものから重度のものまで連続したスペクトラムになっています。そのため、診断基準が重要になります。医師は治療の必要がない人にまで薬を処方しようとはしません。症状がいくつあっても診断基準を満たさない場合は、「ADHD疑い／軽いADHDの傾向がある（sub clinical ADHD）」、あるいはADHD-NOSと言われることがあります。このような場合は、子どものころに薬を処方されていたとしても、大人のADHDとして薬物療法の対象にはなりません。

わたしがふたりの共著者とともに2008年に出版した*ADHD in Adult: What the Science Says*（大人のADHD：研究により明らかになったこと）（未訳）のなかで次のような研究を紹介しています。大人のADHDを対象として、子どものころにADHDの診断を受けた群と、大人になってから診断を受けた群を比較検討しました。データは、1970年代後半から20世紀に至るまで成長を追って研究されているミルウォーキー研究の被験者と、2000年から2003年までにマサチューセッツ大学病院で大人を対象として行われた研究の被験者から抽出されています。

- 2つのグループにはかなり多くの共通点がありました。子どものころにADHDの診断を受けた人のうち少なくとも半数が、成人後もADHDの診断基準にあてはまりました。
- 大人になってから診断を受けた群は、子どものころに診断を受けた群に比べて機能が高い傾向にありました。
- しかし、大人になってから診断を受けた群は、ほかの精神症状を併せもっているケースが多く、とくに不安とうつ症状が多くみられました。その理由は明らかになっていませんが、治療を受けず長いあいだADHDの症状に苦しんできたためではないかと推測されます。
- 子どものころに診断を受けた群は、学業や仕事がうまくいかず、反社会的な行動やドラッグにはしる傾向にあります。これは、この群の幼少時の症状が顕著なものであったために早期に診断を受けたのではないかと推測されます。つまり、症状がより重かったのではないかと考えられます。

これらの結果をふまえて、大人のADHDの薬物療法について、次のように言えます。

- 大人になってからADHDの診断を受けた場合は、不安障害やうつ病を合併している恐れがあるため、その治療のためにも薬物療法が有効である。
- 子どものころにADHDの診断を受けた場合は、症状が中程度から重度であると考えられるため、薬物療法が必要である。

「自分は薬に頼らなくてはいけないような弱い人間ではない」「薬を飲まなくてはいけないなんて情けない」というような気持ちがあって薬物療法を受ける気になれないときは、カウンセリングを受けてみるとよいでしょう。そして、このような気持ちがあるときに、どんなふうに治療を選択すればよいのか相談してみましょう。また、一方で自分自身にこう問いかけてみてください。

> ADHD傾向をもって生まれたというだけで、ハンデを抱えてつらい思いをして生きていかないといけないのでしょうか？　わたしにもハンデのない心地よい人生を生きる権利があるのではないでしょうか？

　この問いに「いいえ、わたしはハンデを抱えたまま生きていきたいです」と答える人はほとんどいないでしょう。

> 薬物療法に抵抗がある人はこんな人かもしれません。
>
> - 診断を受けたばかりで、薬物療法のことなんてこれまで考えてもみなかった。
> - 薬を受けとると、診断が現実のものとして感じられてしまう。まだADHDを受け入れる心の準備ができていない。(→第11章を参照)
> - 薬に「依存してしまう」のではないかと不安に思っている。
> - 「自分の力で解決するのではなく、薬に頼るなんて弱い人間のすることだ」という思いがある。

薬物療法の選択肢

　ADHDの治療に効果があると実証されている薬には2タイプあります。中枢神経刺激薬と非刺激薬です。第13章と第14章で、この2つのタイプの薬について詳しく説明します。これを読めば、主治医が勧める薬について理解しやすくなるとともに、自分に合った治療を選びやすくなるはずです。

　薬物療法については、知りたいことがいろいろあることでしょう。どうやって服用するのか、安全なのか、どんなふうに効くのか、副作用はあるのかなど。これまで多くの人々がおなじ質問をしてきました。そして世界中の治療者が、何十年にもわたって経験を積み、この質問に答えています。その答えが、第13章、第14章、第15章（薬物療法の開始から終結まで）に書かれています。

ADHDの薬物療法に対するわたしのスタンス

- ADHDは遺伝的な要因と、脳神経的な要因によって起こり、脳の実行機能がうまく働かず、日常生活に支障をきたす疾患である。脳神経の異常を修正するために薬をつかうのは理にかなっている。薬は「社会的な要因や個人的な要因によって起こっている問題行動を覆い隠すためだけのもの」ではない。ADHDは社会的要因によって起こるものではなく、またその人が自ら進んでそういう問題行動を起こしているわけでもない。ADHDの人はみな、効果があると研究によって実証された薬物療法の効果を活用する権利がある。
- 発達障害の専門医による確定診断を受けずに薬物療法を開始するべきではない。
- ADHDの薬物療法についての誤解は多い。量を多くしたからといって効果が強くなるわけではない。誤解がないよう、しっかりと医師あるいは研究機関の情報（第11章参照）を調べ、事実を確認すること。
- 一度もらった処方箋は絶対ではない。効果が感じられないときや副作用が強すぎるときは主治医に相談して処方を変更してもらうことができる。
- 主治医と患者本人が協力関係のもとに話し合って、処方内容が決定されるべきだ。

第13章

中枢神経刺激薬

　ADHDの薬物療法でもっともよく耳にするのがこの中枢神経刺激薬です。治療薬としてもっとも歴史があり、大人にも子どもにもつかわれています。いま大人の人が、子どものころにADHDの診断を受けていれば、治療の一環として中枢神経刺激薬を医師から勧められたことでしょう。この薬に関しては論争もあります。誤解、迷信、現実的な懸念が時折ニュースとなって現れ、インターネットのなかをかけめぐります。本章では、

- 事実とそうでないものを区別します。
- 中枢神経刺激薬が自分に合うかどうかを考えるための手がかりを提供します。
- 大人のADHDに対する薬物療法として、この薬についてよくある質問に答えます。

中枢神経刺激薬：長所と欠点

長所：刺激薬を服用すると、抑制力、気を逸らすものに抵抗する力、やるべきことと今後の計画を念頭におきながら注意集中を保つ力が向上します。運動のタイミングと協調、情動の自制力もまた向上します。その結果、生活上のさまざまな面におけるADHD症状の悪影響が軽減されます。これまでの即効性のものは3～5時間しか効きませんが、新しい徐放性タイプのものは8～12時間効果が持続します。

> **欠点**：不眠、食欲低下、胃痛、頭痛という副作用が出る場合があります。カフェインをとりすぎたときのような焦燥感を感じる人もいます。薬物療法開始時に不安、チックなどの神経性の症状がすでにあった場合は、服用によって悪化したというケースも少数報告されています。また、1日のうち24時間ずっと薬の効果を保つことはできません。どうしても薬の効果が少ない時間帯ができるので、早朝服用して、就寝時にその時間帯をもってくるなどの工夫が必要です。

中枢神経刺激薬はどんなふうに作用するのか

北米では、現在2つのタイプの中枢神経刺激薬がつかわれています。メチルフェニデート（MPH）とアンフェタミン（AMP）です［訳注：アンフェタミンは日本では現在つかわれていません］。

一般名	商品名	一般名	商品名
メチルフェニデート	リタリン	アンフェタミン	Dexedrine
	コンサータ		Dextrostat
	Focalin		Adderall
	Methylin		Vyvanse
	Metadate		

注：刺激薬にはもう1種類あります。pemoline（商品名Cylert）は30年以上もつかわれてきましたが、肝機能障害の副作用がまれながらも確かに存在したため、現在は製造中止になりました。

中枢神経刺激薬は、脳内で自己コントロールするための信号を伝達する神経伝達物質の不足を修正し、ADHDの症状を緩和します。2つの神経細胞のあいだでメッセージが橋渡しされるためには、その細胞間に神経伝達物質が十分量なくてはいけません。運河の水のようなものです。アンフェタミンは、ドーパミン（少量のノルエピネフリンも）の生産量と放出量を増やして、次の細胞に届きやすくします。運河の水門を開くような役目で

す。メチルフェニデートは、ドーパミンが放出されたあと、前の細胞に再び取り込まれて少なくなってしまうのを防ぎます。運河の水量を保つために水門を閉じる役割です。

question ? ADHDの薬は「刺激薬」ですよね？ これを服用するともっと刺激されて多動になることはないのでしょうか？

「刺激薬」という名前は確かに誤解を与えます。コンサータなどのメチルフェニデートは、ADHDではない人が服用すると、覚醒し、落ち着かない状態になります。この薬は脳の前頭葉に刺激を与えます。実は、ADHDがあると前頭葉が不活性の状態になっているのです。細胞間にじゅうぶんなノルエピネフリンとドーパミンがないため、必要な信号が届かず、脳を刺激してやるべきことに意識を集中することができないのです。これが、ADHDの人が刺激薬を服用してもさらに多動にならない理由です。

　ADHDがない人でも、この薬を服用すると多少は集中しやすくなるのですが、ADHDがある人に比べると、その効果は微々たるものです。これはADHDの人の脳に顕著にみられるような機能不全が、ふつうの人にはみられないためです。

刺激薬がよく乱用されるのはなぜでしょうか？
　ADHDがなく、脳内のドーパミンの量が通常レベルの人が刺激薬を服用すると、すっきりして力がみなぎったように感じられます。また、薬物依存を起こす脳の部位のドーパミン量が増えます（前頭前皮質と小脳——ADHDの人の脳において薬がもっとも効果を発揮するところ）。この部位のなかには報酬をつかさどる部位も含まれています。ある刺激や出来事がどれだけ快適かを判断し、それにまつわる行動を強化します。この部位が活性化されると、頭がすっきりしてやる気に満ち、気持ちがよくなるなど、快適な報酬となる体験が起こります。こういった作用は刺激薬を静脈注射されたとき、粉末にして鼻から吸い込んだときに起こります。こうすると、脳内に急激に薬の成分が入り、すぐに消失します。このとき起こる急速な感覚の変化が快感や多幸感を生みます。

刺激薬を服用するADHDの大人（と子ども）が薬を乱用するようにならないのはなぜですか？
　錠剤やカプセルのかたちで服用するので、脳内にゆっくり届き、ゆっくりと成分が消失するからです。薬を乱用する人は、刺激薬を水に溶かして血管に注入したり、鼻腔から吸い込んだりします。こうすると、薬が一度に脳に入り、強力な作用を及ぼします。また、この薬がADHDの治療薬としてつかわれるときは、もともと足りないドーパミンを正常なレベルに修正します。乱用されるときは、鼻腔や血管から摂取して急激にドーパミンレベルを高くするためにつかわれているのです。

中枢神経刺激薬は安全？

　もちろん、この薬も乱用すると危険な薬です。そのために流通量が厳重に管理され、1年間の製造量、処方量、薬局での保管量が定められています［訳注：北米では米国麻薬取締局によって5段階のうち2番目のSchedule2にランクされ、使用目的、使用日、使用量の記録が義務づけられています。日本では、処方できるのは専門医に限られ、医師、薬局ともに登録制になっています］。使用者自身も、盗まれることのない安全な場所に薬を保管しなくてはいけません。

ADHDの人自身にとっては、どんな危険があるのでしょうか？　これまでいろんなうわさを聞いてきたのではありませんか？　ぜひこの機会に誤解を解いておきましょう。

刺激薬を服用していると、ほかの薬にも依存しやすくなる？

「ADHDの治療で刺激薬を服用していると、ほかの薬に対して感受性が強くなり（効果を強く感じるようになり）、依存しやすくなる。ほかのタイプの刺激薬を乱用するようになる」といううわさを耳にしたことがあるのではないでしょうか。これに関して多くの研究がなされていますが、このうわさが事実であることを示すデータはまったくありません。ADHDの薬物療法を続けている子どもを、数カ月から数年にわたって追跡調査した16の研究からも（わたしの研究もふくめて）、彼らが成人後、薬物依存になる率は服薬によって増加しないことが示されています。動物実験において、通常の服用量をはるかに超えた量を静脈から脳に直接注入した場合のみ、感受性が強くなって依存が起こりやすくなることが示されています。つまり、ADHDの治療のために処方された量を守ってきちんと服用している場合、薬物乱用につながるといううわさは事実ではないと、現在までの研究から明らかになっているのです。

刺激薬を服用していると心臓発作や脳卒中になる？

「ADHDの治療で刺激薬を服用していると、心臓が止まって突然死する。まれに脳卒中が起こる危険もある」といううわさを聞いたことがあるかもしれません。心停止により突然死した患者さんは、もともと心臓に欠陥があった人が激しい運動をしたといった要因によるものがほとん

> 刺激薬を服用すると血圧が上昇し、脈拍が速くなりますが、これは1階から2階へ上る階段を半分上がった程度のものです。もともと高血圧の既往がない患者さんが刺激薬を服用した場合、高血圧になるというデータはありません。

どです。実際、刺激薬を服用していると、服用していない人に比べて突然死の数が少ないことが調査研究によって示されています。これは、医師が刺激薬を処方する際に必ず心疾患をチェックするためです。突然死の遺伝リスクがある、心疾患、不整脈、冠動脈疾患、高血圧などの既往がある場合は、刺激薬は処方されません。刺激薬によって心停止が起こる恐れがある人は、刺激薬を服用することができないのです。ですから、むしろ刺激薬を飲んでいる人の心臓発作のリスクは小さくなるのです。

> 研究によって次のデータが示されています。毎年、ADHDの治療のために刺激薬を服用している人が突然死を起こす割合は10万人に1〜3人です。一般人口では1〜7人です。つまり、刺激薬を服用しても、突然死する確率が高くなるわけではないのです。逆に、突然死による死亡率が低くなることを示した研究もあります。これは服用前に健康診断を受け、心臓血管系の疾患がないかどうかが審査されるためです。リスクがあることがわかれば、刺激薬は処方されません。一般の人は、こんなふうに検査されることがないので、このような死亡率の差が生じると考えられます。

question 刺激薬をずっと飲み続けているとどんな副作用がありますか？ 何年くらい飲み続けても安全なのですか？

現在知られている限りでは、何年も続けて服用しても大丈夫です。症状を軽減し、日々をより快適に過ごすために、安心して服用を続けてください。

question 妊娠中はリタリンのような刺激薬を服用しても大丈夫なのでしょうか？ 科学的なデータはありますか？

妊娠中に刺激薬を服用した場合、母体や胎児にどのような影響があるのかは明らかになっていません。そのため、どの製薬会社も、妊娠中は服薬を中断するように勧めています。

どんな副作用があるのか

刺激薬を服用すると、次のような副作用がみられることがあります。多いものから順にあげます。

- 不眠
- 食欲の減退
- 体重減少
- 頭痛
- 吐き気、胃の不快感、胃痛
- 不安
- イライラ感
- チック
- 筋肉のこわばり

薬をもらうときに、こういった副作用が記載された説明書きもいっしょにもらうはずです。でも、それを読んでも日常生活のなかでどんな影響があるのかはよくわかりませんよね。以下に経験者の言葉を引用します。こちらのほうが、薬を飲むとどんな感じになるのか、副作用が出たらどうすればよいのかがよく伝わると思います。

「これまでADHDの治療を受けたことはありませんでした。症状だと思わず、ずっと自分の性格のせいだ、自分がだらしないからだって思ってきました。でも、お医者さんに相談して、はじめてADHDの治療のための刺激薬を飲んでびっくりしました。いままでだったら、あ

れをして、これをして……といくつかやるべきことを考えていても、1つ目が終わると次のことを忘れてしまっていたんですが、そんなこともなくなりました。いつもは飽きてしまって途中でやめてしまう仕事も最後までできるようになったし、やるべきことにちゃんと集中できるので、仕事をバリバリと効率よくこなせるようになったんです。こう言うとちょっと変かもしれませんが、なんというか、前よりなんでもよく見えるようになったんですよ。まわりのものだけじゃなくって、頭のなかもクリアになって、やりたいことがごちゃごちゃにならずに、くっきりして見えるんです。だから、最後までどうすればいいのかがわかるので、仕事がやり遂げられるんですよね。

　確かに、食欲は少し落ちますね。とくに昼食は。でも、もともと体重を落としたかったので、いい機会になりました。あと、夜寝つくまで少し時間がかかるようになりました。でも次の日に差し支えるほどではありません。とにかく、薬を飲むようになってから、仕事でも結婚生活でもいいことずくめです。薬の効果が切れてくる夕方以降は、仕事の段取りがうまくできなくなってまわりに助けてもらうこともあります。でも、トータルで考えると、治療を受けて生活は180度いいほうに変わりましたね」

「小学校2年から3年にかけてリタリンを飲みました。飲んでいるとすっごく不安になりビクビクしてしまって、しばらくは学校に行きたくありませんでした。でも主治医に相談して薬をやめると、気持ちは落ち着くのですが、今度はじっとしていられないし集中できないので、やっぱり学校に行けないんです。大人になったいまでも刺激薬を飲むと不安が強くなるので抵抗がありました。でも、主治医は刺激薬といっしょに抗不安薬を処方してくれました。すると大丈夫でした」

> 刺激薬が不安に与える影響についての研究からは、あまり統一された結果が出ていません。それでもやはり、不安が増加すると思われるエビデンスが見つかっています。とくに大人よりも子どもにおいて、その傾向があるようです。ですから、不安が強くなるのを避けたい方は、第14章でご説明する非刺激薬を検討してみましょう。

「そうですね。夜まったく寝つけないことはありますよ。そんなときは、ホットミルクを飲んで、友達に教えてもらった筋弛緩法というリラックス法をやって、深呼吸をします。でも、悪いことばっかりじゃありません。いままでまったく体重が落ちなかったのに、薬を飲んでから5キロもやせたんですよ。昼ごはんがそんなに食べたくなくって。たぶんその時間帯に刺激薬がいちばんよく効いているんでしょうね。いまの食事量は、ちょうどいいくらいの1日分の摂取カロリーになっているんじゃないですか」

「兄が刺激薬を飲みはじめたときは、急にキレやすくなって、いろんな人に怒鳴るようになったらしいんです。主治医に相談して薬の量を減らすとそんなことはなくなったんですが、ADHDの症状のほうは前ほど改善しなくって。ぼくが刺激薬を飲んだときは、すごく落ち着いていました。たぶん生まれてはじめて自分の感情をちゃんと抑えられるようになったんじゃないかなって思います」

> まれではありますが、刺激薬を飲んでイライラしやすくなり、怒りを頻繁に感じることがあります。これはパーソナリティ、合併する精神疾患、どの実行機能に強く障害があるのかなどによります。うつ病などの精神疾患がない場合は、刺激薬を飲むとうまく感情をコントロールできるようになります。感情統制の障害はADHDの1つの症状であり、薬物療法によって改善します。

「はじめて薬を飲んだとき、効いてきた瞬間から全身が緊張して硬くなって、なんというかずっと歯軋りしているみたいな感じで、それからずっと頭痛になりかけているようないやな感じがありました。背中や腰もこわばってしまいました。いつもは1、2杯で我慢しているコーヒーを4杯飲んだときみたいになったんです。いまは、仕事のあとジムによって運動するようにしています。そうするとなんとなくリラックスした気分になれます。妻は、ひきしまって筋肉がついてかっこよくなったねって言ってくれます」

> 刺激薬を服用して筋緊張が強くなるという副作用は非常にまれなものです。服用量が通常より多い人において、みられることがあります。チック症状をもつ家族がいる場合（刺激薬によってチック症状が出る恐れがあります）をのぞいては、チックの副作用はほとんどありません。また、すでにチック症状がある場合は、3分の1の人に症状の増悪がみられますので注意してください。

question 刺激薬を飲むと、ADHDの症状がほとんどなくなってすごく楽なのですが、吐き気がひどいんです。どうすればいいですか？

空腹時に薬を飲むと吐き気は強くなります。ですから、薬を飲む前に必ずなにか食べるようにしましょう。それでも変わらないようであれば、主治医に相談して薬の用量を減らしてもらうか、飲むタイミングを変えるか、別の薬を試してみてください。

 刺激薬を服用しているとき、お酒を飲んだりほかの薬を飲んだりしてもいいんですか？

節度を守れば大丈夫です。もちろん、コカイン、メタンフェタミン、クラックは使用禁止ですし、ほかの刺激薬は避けてください。なぜなら2種類の刺激薬を服用すると効果が強くなりすぎるからです。カフェインやアルコールは刺激薬の作用を弱めることはないので、ほどほどであれば問題ありません。でも、ニコチンは刺激薬と類似した作用をもち、心拍数と血圧がさらに高くなってしまいます。喫煙者は主治医にそのことをしっかりと相談するようにしてください。

第14章

非刺激薬

　研究者や医師がADHDの治療薬で「非刺激薬」という言葉をつかうとき、アトモキセチン塩酸塩のことを指しています。商品名はストラテラです。また、2009年9月にはFDA（アメリカ食品医薬品局）がグアンファシンの徐放製剤（商品名Intuniv）を子どものADHDの治療薬として認可しました。この薬はこれまで高血圧の治療につかわれていたものです。非刺激薬として重要な選択肢となるべき薬なのですが、成人のADHDの治療薬としていつ認可されるかはまだ明らかではありません。そのためここでは扱いません［訳注：日本では高血圧の治療のみにつかわれています］。

　FDAは2003年にアトモキセチンを小児、10代、成人のADHDの治療薬として認可しました。成人のADHD治療薬として初の（そしていまだ唯一の）非刺激薬です。その当時で25年ぶりに認可された新薬です。ADHDの治療薬のなかでは、認可されるまでもっとも多くの研究が重ねられました。世界中の6000人以上の被験者に対して二重盲検法をつかって効果を確かめる研究が行われたのです。そのため、アトモキセチンの効果と安全性がしっかりと確かめられていることは疑う余地がありません［訳注：日本では2012年8月に18歳以上の成人のADHDに対してストラテラの適用が認可されました］。

アトモキセチン（ストラテラ）

　ふしぎなのですが、アトモキセチン（商品名ストラテラ）は何年も抗うつ薬として研究開発されていました。製薬会社は（理由はなぞなのです

が）抗うつ薬としてのアトモキセチンの研究を打ち切り、数年を経た後にADHDの治療薬として研究開発を再開しました。この薬は、一度放出されたノルエピネフリンが神経細胞に再取り込みされるのを防ぎ、細胞間にじゅうぶんな量が残されるようにして、次の神経細胞に情報を伝達しやすくします。このため、ノルエピネフリンが減少する疾患の治療に適しています。第13章では刺激薬について学びましたが、刺激薬はドーパミンをターゲットとしています。アトモキセチンのターゲットが異なるということは、やや異なるADHD症状を改善するということを意味しています。そのため、ADHDによる障害が脳のどの部分にもっとも強く現れるかによって、刺激薬よりも非刺激薬のほうが合うケースがあるのです。人の脳は複雑であり、構造も機能も千差万別なのです。

刺激薬に比べて、アトモキセチンはどんなふうに効くのでしょうか？

- 平均して75％に、刺激薬もしくは非刺激薬のいずれかを服用することによって治療効果がみられます。
- いくつかの研究から次のことが示されています。刺激薬、非刺激薬の両方が効く人は50％、非刺激薬（アトモキセチン）よりも刺激薬のほうが効果が高い人が25％、その逆が25％です。

アトモキセチンがあまり乱用されないのはなぜでしょうか？　このことからADHDの治療においてどんなことがいえますか？

　研究から、アトモキセチンによってノルエピネフリンの再取り込みが阻害されることで神経細胞間のドーパミン量も増加することが示されています。しかし、これは前頭皮質などの特定の部位のみでしか起こりません。そのため、薬物依存につながるような報酬系のある脳の部位には作用せずに、ドーパミン欠乏によるADHDの症状を緩和します。メチ

> ルフェニデートやアンフェタミンなどの刺激薬は報酬系に作用して快感をつくりだすので乱用されやすいのですが、アトモキセチンはこのような理由で乱用されにくいのです。実際、調査研究からも抗うつ薬（ほとんど依存対象にならない）とおなじくらい薬物依存の対象になりにくいことが示されています。「非刺激薬」と呼ばれるのはこのためです。また、刺激薬のように厳しく流通を管理されることもありません。
> 　このことから、アトモキセチンによる治療について以下のことがいえます。
>
> - 刺激薬に比べて処方されやすく、長い日数分を処方してもらうこともできる。
> - 刺激薬のように厳重に管理する必要がない。
> - 薬物乱用の既往がある人にとっては、ADHDの治療薬としてつかいやすい。（実際、ADHDとアルコール依存の合併がある成人患者に対してアトモキセチンを処方したところ、その両方に治療効果がみられることが研究から示されている。）

　アトモキセチンは1日の用量に応じて1回または2回服用することができます。成人では1日1回服用している人がほとんどです。ほぼ一日中効果が持続するので、刺激薬のように夕方以降に即効性の薬を追加する必要がありません。朝に服用するケースが多いのですが、飲みはじめて数週間たっても朝のだるさがとれないようであれば夜1回の服用にするか、もしくは1日2回に分けて服用してください。少量ずつの処方からはじめて、時間をかけて適量を服用するようにしなければいけません。なぜなら、刺激薬と比べて、アトモキセチンは体が薬に慣れて副作用が治まるまでに少し時間がかかるからです。そのため、じゅうぶんな効果が得られる量を服用するまでに、ある程度時間をかける必要があるのです。

question
　非刺激薬は効果が現れるまでに刺激薬よりも時間がかかると聞きましたがほんとうですか？　なぜなのでしょうか？

アトモキセチンの場合、必要量を処方するまでに、2〜4週間かけて徐々に量を増やしていきます。なぜなら、アトモキセチンのようなノルエピネフリンに作用する薬は、急激に量を増やすと吐き気や倦怠感などの副作用が強く出るからです。ですから、この薬をつかいたい方はしばらくはじっと我慢する必要があります。これまで何年もADHDで苦労してきたわけですから、数週間くらいたいしたことはないはずです。この数週間を我慢すれば、薬の確かな効果が実感できるのですから！

アトモキセチンは安全でしょうか？

- 乱用のリスクに関しては非常に安全な薬です。
- 100万人に1人の割合で副作用として肝機能障害がみられます。これまで450万人がアトモキセチンの治療を受け、肝機能障害がみられたのは1〜4ケースです（すべてのケースにおいて、アトモキセチンが原因であるという確かな証拠は見つかっていません）。この副作用は非常にまれなもので、薬に対する自己免疫反応によるものであると考えられます。免疫システムが肝臓の外層を攻撃し、炎症を引き起こすのです。安全のために、肝機能障害の既往がある場合はアトモキセチンを服用しないようにしてください。

> アトモキセチンとモノアミン酸化酵素阻害薬（MAOI）を同時に服用しないでください。命にかかわる副作用が出る恐れがあります。

- アトモキセチンの添付文書には、自殺念慮（死にたい気持ちになる）の発現について注意深く観察することと書かれていますが、自殺企図（死のうと試みる行動）が現れるわけではありません。また、この自殺念慮は10代にも成人にもみられません。小児のデータでのみ、みられたのですが、このデータもまた初期のプラセボ対照短期試験でとられたものであり、そのときの検査手法はじゅうぶん信頼性があるものではなかった

め、疑問が残っています。
- アトモキセチンを服用すると心拍数と血圧が上昇しますが、刺激薬ほどではありません。

アトモキセチン服用時によくみられる副作用は以下の通りです。

- 吐き気、嘔吐
- 口渇
- ふらふらするような感じ、めまい（浮動性のめまい）
- うとうとと眠くなる
- 便秘
- 発汗
- 性欲減退、勃起障害
- 不眠（刺激薬よりは起こりにくい）
- イライラ（刺激薬とおなじくまれ。むしろ、服薬によって気分や感情をコントロールできるようになったと感じられるほうが多い）

最初に飲んだ刺激薬では、不眠がひどくて大変でした。そのためちがう刺激薬を処方してもらったのですが、やっぱりひどい不眠でした。でも、ストラテラではADHDの症状が刺激薬を飲んだときほど改善されません。どうすればいいですか？

このようなケースはまれではありますが、確かに存在します。こんなときは、薬以外の手段としてADHDのためのコーチング、ステップ4と5を試してみましょう。

以下の点にあてはまる場合、刺激薬よりもアトモキセチンのほうがよいでしょう。

- ADHDの症状が軽度から中程度であり、アンフェタミンのような強い薬が必要ない場合。
- 刺激薬を服用しても症状に改善がみられない場合。
- 刺激薬の副作用が強く、不眠などが耐えられないほどつらい場合。アトモキセチンは睡眠障害が起こりにくい薬です。
- 自分もしくは同居人に薬物乱用の既往がある場合。
- 一日中長時間にわたって薬の効果を持続させたいとき。
- 不安、うつ、チック、強迫症がある場合。アトモキセチンを服用してもこれらの症状が悪化することはありません。むしろ、チックや不安は軽減されます。

結論は？ アトモキセチンは刺激薬と比べるとADHDの症状があまり改善しないとする調査研究もあります。しかし、刺激薬のときのような大変な副作用がなく、それでいてADHDの症状がじゅうぶん改善される可能性があります。

 食事と混ぜたり、量を調節したいので、カプセルを開けて中身をとりだしてもいいですか？

ダメです。アトモキセチンには酸性薬剤がふくまれています。カプセルの中身が指について目をこすったりすると危険です。量を調整したい場合は、主治医に相談して用量を変更してもらいましょう。

ブプロピオン (WELLBUTRIN)
[訳注：日本ではまだ認可されていません]

ブプロピオン（商品名Wellbutrin）は抗うつ薬として開発されたもので

すが、成人のADHDに対してつかわれることもあります。とくに、不安やうつが合併している場合によくつかわれます。ただし、ADHDの治療薬として正式に認可されていませんし、アトモキセチンほどじゅうぶんに治療効果が研究されていません。それでも、うつや不安を合併していて、ブプロピオンのほうが本人の症状に適していると判断される場合に処方されることがあります。ブプロピオンはアトモキセチンと同様に、脳内のノルエピネフリンに作用しますが、ほかの神経伝達物質にも影響を及ぼします。そのための副作用もあります。ですから、うつや不安などの合併がない場合には、刺激薬やアトモキセチンをつかってください。

> ADHDの治療薬として認可されていないものは、「適応外」の薬になりますが、服用にあたっての危険はとくにありません（むしろ、症状によってはその薬がもっとも適しているというケースもあります）。でも、薬物療法を受ける際には、処方された薬の利点と欠点、ほかの薬よりもその薬が選ばれたのはなぜかということを主治医によく聞いておきましょう。

information

ほかの非刺激薬が処方される場合もありますが、ADHDの症状を改善するというエビデンスが明らかになっていませんので、ADHDの治療に必要というわけではありません。しかし、抗うつ薬、抗不安薬、降圧剤、気分安定薬、抗精神病薬などの薬がいっしょに処方されることがあります。

ナルコレプシー治療薬のモダフィニル（日本ではモディオダールとして販売されています）は子どものADHDの症状改善において初期には良好な結果がみられましたが、その後の研究では確認されていません。また、この薬が成人のADHDにおいてどのような効果をもつのかを明らかにした研究もいまのところ行われていません。この薬を飲むと覚醒度が上がります。睡眠時無呼吸症の治療にもつかわれています。本書を執筆している時点では、まだ副作用について調査研究すべき点があるとして、ADHDの治療薬として承認されていません。今後の情報に注意してください。

第15章

薬物療法の効果

　すべての精神疾患の治療薬のなかで、ADHDの治療薬はもっとも安全で、効果があり、研究されています。薬物療法が効果を奏し、生活が180度変わる確率は80％にものぼります。ただし、少し時間もかかります。自分にぴったり合った処方を見つけるためには、主治医とよく話し合い、薬をいろいろ試してみる必要があります。その際には本章を参考にしてください。

健康診断

　ADHDの診断を受けたときにすでに身体の健康状態についてチェックを受けているかもしれません。もし、ADHDの診断を受けてからしばらく時間がたち、新たに薬物療法をはじめる場合はもう一度健康診断を受ける必要があります。ADHDの治療薬に影響を及ぼすような身体の症状がないかどうかをチェックする必要があります。

　とくに次の3点について確認します。

- 心拍数
- 血圧
- ほかに服用している薬

　心疾患がないかを確認する：第13章と第14章を読めば、刺激薬や非刺激薬を服用開始する前に、心疾患がないかどうか（本人、家族ともに）を

確認するのがとても大切なことだとおわかりいただけるはずです。

　薬の飲み合わせをチェックする：ADHDの治療薬はたいていの薬といっしょに飲んでも危険性

> ➡ 服薬を開始したあとに、動機、心拍数の増加、胸痛、めまい、失神などがあらわれたり、心臓の機能になんらかの異変を感じたらただちに主治医に伝えてください。

はありませんが、2種類以上の刺激薬を同時に飲むことのないように注意してください。また、MAOIを服用している人はアトモキセチンを服用しないようにします。喫煙している人は、刺激薬を処方してもらう前に、医師に必ずそのことを告げてください。ニコチンは刺激薬の作用を増幅させるので、心拍数、血圧が上がります。またほかの刺激薬の副作用も強くなる恐れがあります。

自分にぴったり合った薬を見つける

　最初に処方されたADHDの治療薬で約75％の人が効果を感じます。いきなり症状がよくなって、生まれて初めてなんの問題もなくいろんなことができるようになっておどろくかもしれません。もし、そうならなかったとしてもがっかりする必要はありません。ほかにもいろんな薬、摂取方法、用量があるので、あきらめずに試してみましょう。

> ➡ 医師がその人にぴったり合った薬の種類や量を見つけて処方するのは科学であり、芸術的手腕です。自分に合った処方が見つかるまであきらめないようにしてください。あなたのなかにはあらゆる可能性が眠っていて、表に出られる瞬間を待っているのです。

　医師が第1選択薬を決めるとき、どんなことが決め手になるのでしょう？

刺激薬？　それともアトモキセチン？

　大人のADHDに薬を処方するとき、まず医師はこの2つの選択肢を検

討します［訳注：日本では、刺激薬は18歳未満から処方された人にしか、処方されません］。自分の患者に処方してうまくいった経験の多い薬から処方する医師もいれば、訓練のなかで第1選択薬としてつかうように指示された薬をそのまま処方する医師もいます。また、経験の少ない医師は、同僚が多く処方しているものを選ぶかもしれません。

　合併症がない場合、刺激薬が第1選択薬となることが多いようです。また、職場をクビになりかけている、妻／夫／恋人が「薬を飲んで変わらなかったら別れる」と宣言している、留年しかけているといった理由ですぐに症状の改善が必要な場合も、刺激薬が処方されます。刺激薬のなかでどんなタイプが選ばれるかは、第13章であげた長所と短所によります。わたしたちは、医師がADHDの治療薬を選ぶ際に標準ガイドライン以上のものを取り入れたほうが、本人にもっとも適した処方を見つけやすいと考えています。次のページのチェックリストをつかうと、刺激薬とアトモキセチンのどちらが合っているかを見つける際の手がかりになるでしょう。このリストに記入して主治医に渡すのもよい方法です。

あては まる	あてはま らない	検討事項
		1. これまで刺激薬を服用して、悪化した。あるいはあまり効果がなかった。
		2. これまで非アドレナリン作動性の薬（非刺激薬）を服用して、効果が感じられなかった。あるいは症状が悪化した。
		3. いまのところADHDの症状をすぐに改善しなくてはならないという緊急性はない。
		4. ADHDのほかにうつ病または不安症がある。
		5. チック症、またはトゥレット症がある。
		6. 不眠、入眠困難がある。
		7. 寝起きが悪く、起床時に感情を爆発させたり、怒ったり、人にきつくあたったりする。
		8. 刺激薬が人手に渡ることのないように厳重に管理できる自信がない。（マスメディアの情報から不安がある。あるいは乱用してしまうのではないかと心配している。）
		9. 刺激薬を飲むとまわりの目が気になる。家族が反対している。
		10. 刺激薬の使用に関する周辺的なことが気になる（数週間分まとめて処方してもらえないので頻繁に診察を受けなくてはならない、副作用に気をつけなくてはならない、値段が高いなど）。
		11. まだ学生なので、ドラッグのように快楽目的で薬を飲んだり、盗まれたり、転売する恐れがある。
		12. 薬物乱用、依存の既往歴がある。
		13. 同居している人に薬物乱用、依存の既往歴がある。
		14. これまで刺激薬を服用してひどい不眠になったことがある。
		15. 刺激薬を服用したときに、起床時ひどくイライラしたりキレたり、問題行動を起こしたことがある。
		16. 刺激薬を服用したときに、感情が平板になり、無表情になってなんの感情もあらわせなくなったことがある。
		合計

「はい」の数が多かった人は、刺激薬より先にアトモキセチンを処方してもらったほうがよいでしょう。
症状を広くカバーするために、刺激薬とアトモキセチンを少量ずつ合わせて処方される場合もあるかもしれません。

> 薬を飲んでもなにも変わらないと感じるときは、いっしょに住んでいる人や近くにいる友人などの意見を聞いてみましょう。まわりにいる人のほうが変化に気づきやすいこともあります。

ちょうどよい処方量を見つける

症状がほどよく改善される処方量は人によって異なります。子どもとおなじくらいの少量ですむ人もいれば、通常量以上飲まなければ効果が感じられない人もいます。まずは少ない量からはじめ、1週間ごとに量を増やし、じゅうぶんな効果が感じられる用量、あるいは副作用がひどくてそれ以上薬を増やせない限度量を見つけます。

時間がかかるので最初は我慢が必要です。2～3週間で見つかる場合もあれば、1～2カ月かかる場合もあります。

> **information**
> 最初に飲んだ薬でじゅうぶんな効果が感じられる可能性はとても大きいのです。
> - 最初の薬でなんの効果も感じられない人は10～25％にすぎません。
> - どの薬もまったく効かないという人は3～10％しかいません。

> 医療においては、重大な疾患、命の危険性のある疾患から先に治療を行います。ADHDがあっても、双極性障害や重度のうつ病がある場合は、そちらの治療が優先されます。

治療経過をチェックする

　ステップ2でみたように、ADHDの治療薬は脳の特定の部位に効果を及ぼします。自分にぴったり合った薬と処方量が見つかると、こんな変化が起きるはずです。

- 仕事がうまくいく
- やるべきことに集中して取り組める
- 衝動をコントロールできる
- 考えてから行動し、発言できる
- 考えをまとめることができる
- 会話のキャッチボールを続けることができる
- 仕事の報告書や連絡事項のメールをきちんと仕上げることができる
- 約束を守ることができる
- 感情をコントロールできる

　薬物療法をはじめると、症状を最大限にコントロールできる処方量を見つけるために、週に1回は診察に通う必要があります。処方量が定まったあとも、毎回診察を受けて主治医に処方箋を書いてもらわなくてはいけないので、定期的に受診することになります。
　ぴったり合う処方量が見つかったあとも、3～6カ月ごとに見直しが必要です。わたしたちの調査研究から、薬を飲みはじめてから3～6カ月後、大きな体重の増減があったとき、生活環境ががらりと変わったときに、処方量を調整する必要があることがわかっています。たとえば、大学に復学したときのことを考えてみましょう。時間をしっかりと守り、整理整頓をして、やる気を保つために、講義がある日は処方量を増やす必要があるかもしれません。パソコンの営業をしている場合は、顧客のところをあちこちまわって歩く日は処方量は少なくし、たまった書類仕事を片づけ

る日は処方量を多くすることもできます。主任に昇進した場合は、処方量を増やす必要性が出てくるかもしれません。でも、このような大きな環境の変化や体重の増減がない限りは、1〜3カ月かけて見つけた処方量で数カ月は安定しているはずです。

　服用中の症状の変化をチェックするとき、171〜173ページの「ADHD症状追跡尺度」をつかうとよいでしょう。これに記入して主治医に渡せば、薬物療法によってどのような改善があったか、薬の増量が必要かどうかを判断する目安になります。記録せずに記憶だけに頼って主治医に話そうとすると、大事な情報を忘れてしまうこともあります。

　休薬はどうするべきでしょうか？　通常は、週7日、1年間を通して服薬することが望ましいとされています。ADHDの薬物療法を行うと、仕事や学業だけではなく、生活のありとあらゆる面で効果があらわれます。運転、子育て、家事、金銭管理、人付き合いなど、すべてが薬を飲むことで改善します。そのため、薬を中断するとこのすべてに不利益が生じることになります。ですから、生活のなかでも改善を求めるのであれば、薬物療法を継続するべきです。

　ただし、少なくとも一時的なものであれば休薬が望ましいケースもあります。わたしが臨床のなかで出会った人に、服薬によって感情の幅が狭くなり、創造性が損なわれることを恐れて休薬期間を求める人がいました。こういった副作用はまれなものであり、研究でも実証されたものではありませんが、感情表現や創造性が必要とされる職業についている場合は、休薬を検討します。

　詩人の患者さんがこのようなケースの一例です。支払い、家事、運転などをしなくてはならない日は服薬していましたが、詩人としてのひらめきや感性が損なわれてしまうため、仕事は休みます。逆に詩を書くときには薬を飲まないようにします。こうすることで大人としてやるべきことがいずれもうまくいったのです。感情、イメージ、メタファーがなくては詩はつくれません。薬を飲むとうまく詩がつくれないので、この患者さんは仕事をするときには休薬することを選択したのです。

オーケストラのチェロ奏者も、仕事以外の日には服薬がとても効果的なのですが、仕事の日には休薬していました。そうすることで、すばらしい才能をじゅうぶんに発揮し、音楽に没頭し感情を解放していました（この素質によって彼はチェロ奏者として成功しました）。

question 体重の増減やホルモンの変化（更年期、閉経）のような体の変化によっても薬の効果は変わるのでしょうか？

成長期の子どものように、時期によって処方量の見直しが必要な場合があります。主に、体重の増加や身体成熟のためです。こういったことは大人の場合にはあまりありませんが、大きな体重の増減があった場合に、薬の効果が変わる人もいます。ですから、子どもの場合ほど頻繁ではありませんが、大人でも処方量を見直すべきタイミングがあります。更年期や閉経、月経周期によって薬の効果がどのような影響を受けるのかに関する研究データはまだありません。そのため、いまのところはこれについてははっきりとお答えできません。

すべてがADHDのせいではありません

困ったことをすべて解決してくれる奇跡のような薬はありません。仕事や人間関係のトラブルすべてがADHDのせいというわけではないはずです。ですから、薬を飲みさえすればすべての問題が消えてなくなるわけではありません。しかし、どれがADHDによる問題で、どれがそうではないのかを見分けるのはなかなか困難です。

　恋人がいつも怒っている……。電話すると約束したのにいつも忘れるから？　それともふたりが合わないから？

昇進を見送られた……。上司に対して言うべきことを言えず、言ってはいけないことを言ってしまうから？　それとも昇進に必要なスキルを習得していないから？

債権回収会社からしつこく催促される……。支払うべきものをまったく支払っていない、あるいは期日を守らないから？　それともだれかほかの人とまちがえられている？

　どのケースでも、最初の可能性はADHDによるものであると考えられますが、後者はちがいますよね。ですから、ADHDの治療薬を飲んでも改善されないはずです。薬を飲むと、冷静に考えることができるようになるので、こういった状況がどのような原因で起こっているのかが見えてきます。なかには、時間がかかる人もいます。未治療のままADHDの症状とともに生活していると、しなくてもいいような失敗をくりかえし、まわりの人に期待されなくなり、「どうせまともにできないだろう」「どうせまた変なことをやるんだろう」と思われ、それに対して腹を立て、相手を責めてきたことでしょう。ですから、薬を飲んで症状が改善したあとでも、自分の問題を引き起こしている原因がなんなのかを客観的に判断することが難しいかもしれません。まわりの人たちは、あなたのいまの言動ではなく過去の言動に基づいて判断しているのではありませんか？　これまでずっと責められてきたので、これからもきっとそうなる、まわりの人は自分を悪くとるにちがいないと思い込んでいませんか？　ADHDがあると怠けてサボっているかのような態度をとり、自分の首をしめるような言動をくりかえしてしまいます。これは薬を飲んだからといってすぐに改善されるものではありません。そのため、心理療法、カウンセリング、ライフ・コーチを活用し、服薬とともに人生を再出発できるようにするのです。

薬物療法と心理療法を併用する

　薬物療法が効きはじめたあとに心理療法やコーチングを併用するとかなり大きな効果があります。ただし、心理療法やコーチングはそれのみでじゅうぶんな治療効果があるとは実証されていません。ですが、個人特有のトラブルについて話し合い、解決方法を探るときにはとても役に立ちます。また、薬ではカバーしきれない分の症状についてどう対処するか、薬を飲まない日はどんな工夫が必要かといったことを話し合うこともできます。

　薬を飲んでも、職場や学校、家庭などの場で症状が残る場合に活用できる作戦や工夫は山のようにあります。心理療法やコーチングはそのうちのひとつです。本書を最後まで読むのも、そのために役立つはずです。ステップ4とステップ5では、日常生活をよりよいものにするためのテクニックを多く紹介しています。このテクニックは、ADHDが自己コントロールの障害であり、時間感覚が失われた状態であるとするわたしの定義に基づいています。ADHDがあると、「なにをすればいいのかわからない」わけではなく、やるべきことをわかっているのに、適切なタイミングで実行できないのです。それがADHDの問題点であるという考えが、本書でご紹介するテクニックすべての原則になっています。薬物療法にこのテクニックを併用することによって、よりよい生活を手に入れることができるはずです。

ADHD 症状追跡尺度

氏名＿＿＿＿＿＿＿＿＿＿＿＿＿＿＿＿＿＿＿＿日付＿＿＿＿＿＿＿＿＿＿＿＿＿＿＿

第1部

これは、以下の症状がどのくらいの頻度で現れていると感じるのかを記録するためのものです。下の4つの時期のうち、どの時期についてチェックするのかを示し（あてはまるところに○をつけてください）、その時期において、以下の症状がどのくらいあったか、あてはまる数字を○で囲んでください。記録したら主治医に渡し、より適した薬と処方量を探すときの目安にしてもらいましょう。

＿＿＿＿＿薬物療法開始前の半年間（薬をつかう前のふだんの様子。これが薬物療法の効果を調べるためのベースラインになります）
＿＿＿＿＿薬物療法をはじめてから
＿＿＿＿＿処方量を変更したあと
＿＿＿＿＿薬物療法をやめたあと

症状	まったくない〜ほとんどない	たまにある	よくある	非常によくある
1. 仕事で細部に注意を払うことができない、不注意のために失敗する	0	1	2	3
2. 席についていなくてはならないときに、手や足を動かしたり体を動かしたりして、じっとしていられない	0	1	2	3
3. そのときやっていることに対して意識を集中し続けるのが難しい	0	1	2	3
4. 席についていなくてはならないのに、立ち歩いてしまう	0	1	2	3
5. 話しかけられているのに、きちんと聞くことができない	0	1	2	3

(つづく)

copyright by Russell A. Barkley, PhD. Reprinted in *Taking Charge of Adult ADHD* (Guilford Press, 2010)

症状	まったくない〜ほとんどない	たまにある	よくある	非常によくある
6. 落ち着きがない	0	1	2	3
7. 指示通りにやらないので、仕事をやり遂げられない	0	1	2	3
8. 趣味などの活動でも黙ったままでいられない	0	1	2	3
9. きちんと片づけたり、整理整頓ができない	0	1	2	3
10. 動き回っていなくてはならないように感じる、「モーターがついている」みたいに動く	0	1	2	3
11. 忍耐力が必要とされる仕事はあまり好きではない、避けてしまう	0	1	2	3
12. しゃべりすぎる	0	1	2	3
13. 大事なものをなくしてしまう	0	1	2	3
14. 質問がすべて終わる前に答えてしまう	0	1	2	3
15. すぐ気が散る	0	1	2	3
16. 順番を待てない	0	1	2	3
17. 忘れっぽい	0	1	2	3
18. 人の発言を途中でさえぎる	0	1	2	3

第2部
第1部で答えたものが、以下それぞれの場面でどのくらい問題となっていますか？

場面	まったくない〜ほとんどない	たまにある	よくある	非常によくある
同居の家族との生活	0	1	2	3
友人関係	0	1	2	3
近所付き合い	0	1	2	3
学校や研修場面	0	1	2	3
スポーツ、サークル、習い事など	0	1	2	3
運転	0	1	2	3
趣味、余暇活動	0	1	2	3
金銭管理	0	1	2	3
恋人関係、夫婦関係	0	1	2	3
子育て	0	1	2	3
家事やその他の用事	0	1	2	3

ステップ 4

日々の生活を変える
うまくやるためのいつものルール

　ADHDであるというのは、いつもランニングマシーンに乗っているようなものです。大人として生活していくうえで、ADHDの症状があると、いろんなことがうまくいきません。締め切りに間に合わないなど、どんなにがんばっても終わらないことがしょっちゅうで、1日が終わってもまだなにひとつできていないと、自分にガッカリすることもあるでしょう。

　幸運なことに、ADHDには薬物療法がよく効きます。薬を服用するとハンデがなくなり、ほかの人とおなじように仕事や家事をこなすことができます。先にもお伝えしましたが、薬物療法を受けて生活が一変したと多くの人が言います。主治医とよく相談し、薬がよく効いて症状がほとんど感じられなくなったら、もうこんな本は必要ないと思われるかもしれませんね。

　もちろんそのときは本書を読むのをやめてしまってもかまいません。本をおいて、楽しく毎日をすごしてください。

　でも、できれば手元に本書を残しておいてください。そして必要になったらすぐに手にとってください。なぜならこのステップ4には、あなたにとって役立つ生活のヒントがたくさんつまっているのです。

- ステップ4で学ぶルールは、薬物療法の効果をさらに助けるものです。ちょうど糖尿病において食事と運動がインシュリンの働きを助

けるのとおなじように。薬がよく効いたとしても、まだいくつかの症状は残ります。そんなときにこれからお伝えするルールが、頼りになる4番打者のように、残った症状を一掃してくれます。

- 8つの「いつものルール」があれば大変なトラブルにも備えることができます。身近な人の死や離婚など人生の危機、身体疾患といった強いストレスが加わると薬の効果が弱まってしまうことがあります。そんなとき、8つのルールがドラえもんの「ひみつ道具」となってあなたを助け、導いてくれます。
- 薬物療法が万が一効かなくなったとき、ステップ4のルールに従えば、新しい処方が決まり効果が定まるまでのあいだ、時間を稼ぐことができます。「第2の作戦」を準備しておくと、こんなときも役に立ちます。
- ルールに従うことによって、長年にわたってADHDがつくりだし体にしみついたクセをなおすことができます。もちろん薬物療法も役に立ちますが、それでも長年のクセというのはなかなかとれません。ルールは、つい「いつものうっかり」をやってしまいそうなときに歯止めをかけてくれるのです。

第11章で、いろんな方法をつかって自分に都合がよいように環境を整えることを学びましたね。ステップ4では、毎日の生活のなかでつかえる基本的なコツを学びます。自分に合わせて環境を変えることができれば、「うまくいかないことだらけ」の毎日を変えることができるのです。

8つのルールは、それぞれADHDの症状とその症状をつくりだす脳の仕組みに基づいています。第2章でお伝えしたように、ADHDの脳には独特のクセがあります。8つのルールを守ると、このクセを和らげることが

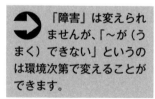

「障害」は変えられませんが、「〜が（うまく）できない」というのは環境次第で変えることができます。

ができるのです。ステップ4では、ADHDのためにうまくできないこと（ステップ2でリストアップしましたね）のひとつひとつに対応した、あ

なたにとってもっとも必要となるルールを学びます。日常生活をうまく送るためにぜひこのルールをつかってください。

- やり遂げたいことがあるとき
- 失敗したくない重要なことに取り組むとき
- 遅刻したくないとき
- おなじ失敗をくりかえしたくないとき
- 寝る前に、「疲れたけど、きょうはこれだけのことができた！」と自分をほめたいとき

第16章

ルール1：ちょっと待て！

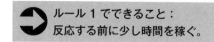
ルール1でできること：
反応する前に少し時間を稼ぐ。

ルール1は、まさに大人のADHDのためのものです！
　ADHDがあると自分を抑えることがとても難しいのですが、その根本にあるのは、「わきあがる衝動に抗うことができない」という症状です。たとえば、上司が「今年度の売上目標を倍にするぞ！」と言った瞬間に笑いだして「頭がおかしいんじゃないですか！」と言ってしまったり、隣人の庭の飾りを見て「ラブホテルみたいですね〜」と言って二度と口をきいてもらえなくなってしまったり。あるいはショーウィンドウにならべられた靴に一目ぼれをして、生活費をつかいきってしまうこともあります。
　行動する前にちょっと待つことができなければ、考えることができません。「ちょっと待てよ。前にもこんなことがあって失敗したんだっけ。だから次は気をつけないとな」というふうに過去と未来のイメージをつかって考え、自分に言い聞かせることができないのです。
　幸いにも、ADHDがあるからといって心のブレーキが完全に壊れているわけではありません。薬がとてもよく効いたとしても、衝動的に決断し、話し、行動しそうになる自分を抑えられるようになるには練習が必要です。忘れないでください。実行機能が高まることによって自

> 第6章と第7章をふりかえってみましょう。自分をとめられず衝動的に行動してしまうことはありませんか？どんな場面でどんなふうに困りますか？

己コントロール力を高めるための「訓練ができる」ようになるのです。ですから、その力をつかうため意図して努力を重ねる必要があるのです。

まずは、自分がうっかりしがちなもので、ダメージが大きいものから取りかかりましょう。衝動的に思いつくまましゃべり、動き、ころころ気が変わってもかまわないときもあるでしょうし、失敗してもそんなに気にならないものもあるでしょう。そして、こんなふうに行動したら絶対にまずいことになる時と場所もあるはずです。

衝動的に行動するべきではない時と場所は？

しっかりと時間をかけて考えてみましょう。これまでの経験をよく思い出し、次のリストをつかって「あれは本当にまずい結果になってしまった」というものをあげましょう。夫や妻、恋人、親友、家族に聞いてみましょう。自分でリストを埋めてもよいですし、ほかの人に書いてもらってもよいですね。このリストをつかって、「ちょっと待つ」練習をどこからはじめるべきかを見つけましょう。

作戦：「いますぐ〜したい」という衝動を抑えるために小さなクセをつくる。

衝動的に行動したために起こった失敗
_____
_____

職場では？　いつ、どこで？
_____
_____

友人や恋人、家族と外出したときは？　よくある失敗は？
_____
_____

会話中は？　だれとの会話で？
_____
_____

クレジットカードでの買い物は？　どの店で（どのウェブサイトで）我慢できないことが多い？
_____
_____
_____

運転中は？　いつも？　特定の道で？　特定のタイミングで？
_____
_____
_____

ほかには？
_____
_____

　リストにあげたような失敗をくりかえさないですむように、次におなじ場面に遭遇したら、1〜2秒自分を引きとめ、次のかんたんな動作をとりいれられるように練習しましょう。

- ゆっくり深呼吸をして、「考え中」という表情をつくります。そして、「さて、ちょっと考えろ」と心のなかで自分に言い聞かせます。

- 深呼吸のあと、落ち着いた声で「う〜ん、どうなのかな」と言います。
- １〜２秒手で口を押さえます。

　言動の前にちょっとはさみこめるような動作であればなんでもかまいません。第9章でお伝えした男性の例を覚えていますか？　思いついたことをなんでも口にしないように鍵をかける動作を心のなかで行っていました。ちょっとした動作をつかって自分を一時停止できるようになったら、その後は心のなかでその動作のイメージを浮かべればOKです。でも、まずは実際の動きをつかって練習してみましょう。背中で、あるいはポケットのなかでカチリと鍵をかける動作をしてください。
　相手の人が言ったことを少し言い換えてくりかえすと、さらにもう何秒か稼ぐことができます。

- 「ああ、つまり〜について知りたいということですね」
- 「〜してほしいんですね」
- 「やらなくてはならないのは〜なんですね」
- 「〜と思うんですね」

　これはほんの一例です。覚えやすく、さらっと口にしやすい言い方を見つけてください。
　大切なのは、最初の数秒間ぐっと我慢して、ここにあげた言動以外のことをしないことです。なにもするなと言っているわけではありません。きっとこれまで何度も「考えてから話せ！」「考えてから行動しろ！」と言われてきたことでしょう。でも体の全細胞が「言いたい！　やりたい！　我慢できない！」と叫んでいるようなときに、どうやったらその激しい衝動を抑えられるのかだれも教えてくれなかったはずです。この作戦が効くのは代わりに「やるべきこと」があり、それによってADHDが奪いとる数秒間を作り出し、考えることが可能になるからです。

練習しよう：1日に何度も、毎日、ひとりのときも練習しましょう。ADHDがない人は、いつもこんなふうに行動しています。ADHDの脳のように運動システムがすぐに作動してしまうことがないからです。そういう人にとっては努力しなくても自然にできることですが、ADHDの人にとっては少なくともはじめのうちは、懸命に努力を重ねる必要があります。練習すればするほど早く習慣になり、考えずにできるようになります。たしかに練習を続けるのは大変ですが、その価値はじゅうぶんにあります！　練習しているときに、まわりの人に変に思われることもあるかもしれません。「この人はどうしていつも手で口を覆っているんだろう？」「この人はどうしていつも相手の言葉をくりかえすんだろう？」と思われたとしても気にしないでください。怒らせたり、びっくりさせたり、うんざりさせたりするよりははるかにマシですよね。相手の反応がまったく気にならないなら、ルール8をつかってみましょう。

作戦：ゆっくり話すお手本を見つけてまねをする。

「くまのプーさん」で例えれば、ティガー（明るく元気なお調子者でまわりに迷惑をかけるトラ）ではなく、のんびりおっとりしたプーさんを目指します。マシンガン・トークのうまい明石家さんまではなく、渋くて落ち着きのある北大路欣也（SoftbankのCMのお父さん犬）のように話しましょう。方言で言えばゆったりとした京都弁のようなイメージです。一文を話し終わるまでに少し時間をかけるだけでも、脳内プレイヤーに過去の記憶DVDを読み込み、再生する余裕ができます。鏡の前でゆっくり話す練習をしましょう。お手本となる人物になりきるのです。時間をかけて話すことによって、いつものように前頭葉が絶え間のない衝動の波に呑み込まれることなく、力をとりもどすチャンスが生まれます。

つまり、ルール1を活用すると脳内にあるホームシアターを起動する時間ができ、おなじような場面で過去にどんな失敗をしたかを確認すること

ができるのです。それによって「今回はあんなふうにならないように気をつけよう」と考えることができます。それではどんなふうに気をつければよいのでしょうか？　ルール2の出番です。

第17章
ルール2：過去を見よう
……すると先が見えてくる

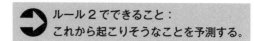
ルール2でできること：
これから起こりそうなことを予測する。

　日常の生活のなかで問題にぶつかったとき、これからどうなるのか、なにをしたらいいのかまったくわからないことが多いのではないでしょうか？　何度もおなじ失敗をくりかえして自己嫌悪になることも多いのではないですか？　ルール2はそんなあなたのためのものです。

　あなたの心の目（非言語的作業記憶）がほかのADHDではない人たちと比べてうまく働かないということは、もう理解しましたね。この心の目の機能がうまく働かないために、行動を起こす前にイメージを喚起して、過去をふりかえりつつ先のことを予測することが困難になるのです。もちろん過去にあったことをふりかえって、この先どうなりそうかということを考えることはできるのですが、それはすでに行動を起こしてしまったあと、トラブルが起きてもうもうと埃（ほこり）が巻き上がり、その埃がやっと落ち着いたあとに、はじめてそれができるのではないでしょうか。でもがっかりする必要はありません。たとえまずい行動をとってしまったあとだとしても、とにかく過去のことをふりかえることができるのであれば、そのための力をもっているということです。悪いのはタイミングなのです。まずいことを言ったりやったりしてしまって、激しく自己嫌悪になったあとにならないと、過去をふりかえって「ああすればよかった」と思うことができないということですよね。まわりから非難され、責められ、さらに激しい自己嫌悪になると、だんだん意欲もやる気も失われてしまいます。

また、過去の経験から学び、起こりそうなことを予測できると役に立ちます。ただし、行動を起こす前にその場でそれができれば、ということですが。1週間前に「おなじことはくりかえさないぞ。次にこういうことがあったら今度はこうするぞ」と決意していても、その場になってしまうと忘れ去られてしまっているのではないでしょうか。あなたにとって大切なこととは、過去から学んだことを必要なときに思い出すためのスキルです。

> 　心の目についてぴんと来なかったら、第9章にもどって「非言語的作業記憶」のところを読み返してください。

自分の非言語的作業記憶の弱点をつかむ

　先のことを考えるのが難しい場面はどこでしょう？　その場面でこそ、過去の経験を思い浮かべられるように練習する必要があります。

> 　どんな問題もおなじようなものだと考えて、おなじ方法で解決しようとしていませんか？　それでは何種類もの出っぱりを全部クギだと思いこんで1つの金槌でカンガンたたくようなものです。
> 　ADHDがあると、過去の経験を思い浮かべるための脳内の作業スペースが狭いので、問題が起こったときに、それが前とどうちがうのか、どうしたらうまくいきそうかという細かい大切な情報が抜け落ちてしまいます。
>
> 　新しいことを身につけるとき、試行錯誤を延々とくりかえしてはいませんか？
> 　これまでの失敗の細かいポイントを頭のなかで思い浮かべられなければ、成功イメージをつくることができず、ひとつずつすべて「当たって砕けろ」のやり方でやってみるしかありません。

> 貯金やダイエットの継続、スポーツの上達が難しくはありませんでしたか？
> 「これを続けていけばきっとこうなる」というポジティブなイメージを心の目で保てなければ、満足を先延ばしするのは難しいものです。

作戦：心の目のスイッチになるような視覚ツールをつかう。

　行動を起こす前に一旦停止できるようになると、心の目のスイッチを入れる余裕が生まれます。ですが、ADHDがあると心の目のスイッチは切れやすく、ささいな出来事で気が散って、考えたことを忘れてしまいます。あっと言う間に気が変わって、次に気になったものにパッと向かっていくのです。そこで、自分の好みのスクリーンを頭のなかに立ち上げることができれば、変わります。大きな液晶テレビ、パソコンやゲームの画面、ビデオカメラなどなんでもかまいません。行動を起こす前にちょっと自分をとめて脳内スクリーンを起動します。ルール１をつかって「うーん」と声に出して鍵をかけるしぐさをしたあとに、こっそりと「ポチッ」とスイッチを押す動作をしてもよいでしょう。
　次に、気持ちを集中し、いまの状況をうまく乗り越えるためのヒントになりそうな過去の体験を思い出します。これとよく似た状況でどんなことがあったのかを心の目をつかって映像として見るのです。想像力をつかって、いま目の前で起きているかのようにリアルに過去を再現しましょう。
　練習しよう：練習すればするほど、いつも自動的に頭のなかで過去の映像を流せるようになり、さらにいろんな種類の映像を利用できるようになります。「ああ、そうだった。前回、会議の最中にぼくが冗談を言うと、みんなオチに笑うんじゃなくてぼくのことを笑ったんだったな」「すてきな靴を衝動買いしてものすごく後悔したんだっけ。帰ってから、息子のテ

キスト代の支払いがあることに気づいたんだった」というように。絶対に失敗したくないというときだけではなく、リスクの小さなかんたんな状況のときも練習しましょう。失敗してはならないというプレッシャーが少なくて行動をストップしやすく、脳内スクリーンを立ち上げやすい状況でもよく練習して、いつもの習慣にしてしまいましょう。

作戦：心の目をさらにうまくつかえるように、目につくところに写真や絵を貼る。

　これについてはルール4でもっと詳しく扱います。心の目がうまく働かず、やるべきことをすっかり忘れ、自己嫌悪になることがありますよね。「するな！」&「しろ！」メッセージを思い出すことができるような写真、雑誌の切り抜き、絵をつかいましょう。しっかりと目につくところに貼って、「ほしいもの・やりたいこと」と「過去の失敗」を結びつけ、脳の回路に焼きつけるのです。たとえば高価なブランドの靴に目がない女性は、クローゼットのドアを開けたところに靴の写真と一緒に残高0の通帳のコピーを貼り付けています。反対側のドアには高校の卒業証書のイメージ画像と息子の写真を貼り付けました。そうやって毎日見続けることで、ショーウィンドウのすてきな靴に一目惚れをしても、衝動買いをする前にそれらのイメージが心の目で見えるようになるのです。
　ADHDがあると、心の目（非言語的作業記憶）をうまくつかうことができません。でも、それを補うことのできる心の声があります。心の声と心の目をともにつかうことができれば、もっとくっきりとイメージを見ることができます。ルール3ではこの心の声をつかいます。

第18章
ルール3：過去の失敗についてつぶやき、これから先の行動についてつぶやこう

> ルール3でできること：
> ・どう行動するか決める前に状況を判断する。
> ・この先おなじような状況でつかえる法則をつくる。

　よく考えずに反射的に反応していませんか？　おなじような失敗をくりかえしてばかりではありませんか？　ルール3はそんなあなたのためのものです。

　現代社会で成功を収めるためには、非言語的作業記憶（心の目）を鍛える必要があります。前回自分がどんな行動をとってその結果どうなったかを考えるだけではじゅうぶんではありません。状況をよく吟味して、ある行動を選択する際の利点と欠点を分析する力が必要です。たとえば、「前回、会議の最中に自分の意見をいきなり口に出したのはまずかったな……」と反省しているとします。しかし今回の会議で、上司がどう考えてもうまくいきそうにない提案をしたらどうでしょうか。それでも黙っているべきでしょうか？　考えをまとめて会議のあとに渡すほうがよいでしょうか？　おなじように考えている同僚といっしょに懸念を伝えるべきでしょうか？　ほかにもっとよい選択肢はないでしょうか？

　「このときはこうしたほうがいい」という法則を経験から抽出できれば、だんだんとよりよい行動を選べるようになります。「快く受け入れられがたいような意見は、ざっくばらんな話し合いの場で伝える」というような「自分ルール」をつくっておくのもよいですね。「自分とおなじ意見をもっている同僚を見つけておく」というルールも仕事で成功するために

はとりいれたいですね。

　ここでのポイントは「言葉」です。発言や行動の前に自分をとめ、「前にどんな失敗をしたかな？　いまからやろうとしていることをしたら、どんな反応が起きるかな？」ということを考察するためには、心に映像を思い浮かべ、言葉をつかって自分に説明するという過程が必要です。自分に言い聞かせる、というのは問題解決において欠かせない大切なスキルです。計画を立てるためにも言葉は必要不可欠です。さらには、社会のルールを理解するためにもつかいます。ADHDがあると言語的作業記憶も弱くなるために、軽犯罪を犯す率も高いのです。悪意があるわけではなく、むしろ法をきちんと理解できていないということが根本的な理由です。心の声をつかって「いや、それよりこうするほうがいいよな」とほかの選択肢を検討することができないからこそ、たとえば万引きなども、「あれ、ほしいな。あとで返せるんだから、ちょっと持っていっちゃおう」という軽い気持ちでやってしまうのです。

　脳の実行機能がADHDによってどんな影響を受けるのかがわかれば、その欠点をカバーしやすくなります。たしかに、ADHDがあると心の声（言語的作業記憶）は弱く、ADHDがない人よりもパワーはありません。しかし、練習を重ねて心の声を強化すれば、言語的作業記憶をつかって非言語的作業記憶の弱さを補うことができます。また、その逆も可能です。心に浮かべたイメージを言葉にして自分に言い聞かせることによって、イメージはさらに強くなります。そんなふうに思い浮かべて自分をとめるためのイメージのストックを充実させると、心の声をつかって論理的に判断しやすくなります。その結果どうなるかというと、反射的に行う雑な決断が減り、よりよい行動を選べるようになります。

言語的作業記憶の弱さのために もっとも損をするのはどんな場面？

　言語的作業記憶をうまくつかうのはなかなか難しいものです。まずはか

んたんなところから始めましょう。言語的作業記憶が弱いためにいつもくりかえしているささやかな失敗はなんでしょうか？　たとえば、投資の決断ではなく貯金の継続という課題から試します。毎週末に少額の決まったお金を貯金用の口座に振り込むことから始めましょう。かんたんすぎると思われるかもしれませんが、こういったことを継続するのがどれだけ難しいか、やってみればきっとわかるはずです。

> 第9章で心の声について学んだことを思い出してみましょう。

作戦：自分にインタビューをする。

脳内スクリーンで映像を見るだけではなく、

- それについてもう一人の自分と会議をする。
- ラベルをつける。
- 心の目で見ているものを実況中継する。

人の感情を読み取るのが苦手？
　とくにどんなとき？　だれの？
_____
_____

ルールや決まりがよくわからない？　ルールを守るのが苦手？
　とくにどんなとき？　どこで？
_____
_____

> 本や雑誌を読んでいて、どこまで読んだかわからなくなる？　そして内容を理解できないことがある？
>
> ＿＿＿＿＿＿＿＿＿＿＿＿＿＿＿＿＿＿＿＿＿＿＿＿＿＿＿＿＿
>
> ダイエットや貯金を始めようと決断したり、なにかやろうとして計画を立てても、すぐに挫折してしまう？
>
> ＿＿＿＿＿＿＿＿＿＿＿＿＿＿＿＿＿＿＿＿＿＿＿＿＿＿＿＿＿

- そのイメージから学び、うまくいくための法則を見つけ出し、次におなじような状況になったときにどうするべきかを考えておく。

> 心の声はただなんとなくそこにあるわけではありません。自己コントロールのための便利なツールなのです。

　テレビのなかで、自分がマイクを持って自分にインタビューしている姿を思い描いてください。状況を実況中継し、いろんな質問を重ねましょう。しつこいインタビュアーになってください。以下にあげるような質問をしてみましょう。

- 「いま、なにがあったんですか？」
- 「前にもおなじようなことがあったんですか？」
- 「以前とおなじところはなんですか？　ちがうところはなんですか？」
- 「以前はどんな行動をとったのですか？」
- 「ほかに選択肢はあるのでしょうか？」
- 「もっといい選択肢はありましたか？」
- 「第１の選択肢を選んだとしたら、どんなことが起きるでしょうか？」

- 「あなたが尊敬しているAさんはおなじ行動をとるでしょうか？Aさんだったらどうするでしょうか？」
- 「この決断がまちがっていたとしたら、明日どんな気持ちになるでしょうか？」

作戦：声に出して実況中継する。

　子どもは自分がしていることを声に出してしゃべりますよね。大人になるにつれて、こういった独り言はひとりのとき、もしくは心のなかだけでするようになります。ADHDのあなたには、ちょっと子どものころのやり方に戻ってもらいましょう。声に出して、いまなにが起こっているのかを詳細にレポートするのです。大声を出す必要はありません。とにかく声に出してみてください。心の声よりも、言葉として声に出されたもののほうがより強い力をもちます。それによって自分の行動をうまくコントロールすることができます。ひとりでいるときだとやりやすいでしょう。独り言をしゃべるとだれかのじゃまになりそうなときはできませんね。びっくりしたり怪訝な顔をしたりする人のいないときを選んで練習しましょう。

> まわりに人がいるときでも、イヤホンマイクをつかって携帯電話で話しているふりをすれば大丈夫です。まわりの人に変な目で見られることはありません。

- 家でやるべき仕事に取り組んでいる最中に、ほかにやりたいことが出てきて、そのときやっている仕事をやめたくなったとき
- ひとりで運転しているとき、交通ルールをしっかり守るため
- ジョギング中や散歩中に、「このあとなにをしようかな」と考える際に

　ひとりでいるときが練習のチャンスです。「いま自分は○○にいて、○○をしているから、次はこうしようかな。すると、こうなる可能性がある

な」と声に出す習慣をつけましょう。やるべきことに取り組む際には集中を保ち、失敗しないように注意し、各過程をしっかりと順序通りにこなし、最後までやり遂げられるように声をかけて自分を励まします。頭のなかだけで声をかけているよりもずっとうまく、やるべきことの見通しがもてることがわかるでしょう。

　ADHDがあると、心の声と心の目は弱くなります。それでも、ルール1、2、3をつかえば、その補強ができるはずです。さらにルール4をつかうと、もっとうまくいきます！

第19章
ルール4：大切な情報を目に見えるようにしよう

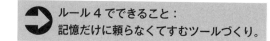
ルール4でできること：
記憶だけに頼らなくてすむツールづくり。

　忘れっぽく、気が散りやすいタイプではありませんか？　「無責任だ」「いいかげんだ」と言われませんか？　「自分に甘い」「根気がない」と言われませんか？　ADHDがあると、これにすべてあてはまるのではないでしょうか。ルール4はまさにそんな人のためのものです。

　たしかにADHDがあると脳の実行機能の力は弱いのですが、それでももっている力を最大限にまで高めることができます。ルール1から3はまさにそのためにあります。第16章、第17章、第18章の作戦を練習すればするほどスキルは高まります。たとえもって生まれた欠点があったとしても。とはいえ、この3つのルールだけで満足していてはいけません。ハンデを克服するためのツールはほかにもまだまだあります。

　記憶力を強くするためのツールはたくさんあるのだということ忘れないでください。ADHDの子どもならば、学校で課題に取り組めるように先生が定期的に声をかけ、特別な連絡帳をつくってくれます。家ではやる気をもってお手伝いや宿題に取り組めるように、両親がカレンダーとシールを準備してくれます。また、登校準備の手順などをわかりやすくイラストで示したものもつくってくれます。そうすることで、準備をしているときに気が散ってほかのことをやり始めてしまわないようにサポートしてもらいます。

　大人にも、これとおなじようなサポートがあってもよいのではないで

しょうか？
　もちろん両親や先生がサポートしてくれるわけではないので、自分でなんとかしなくてはいけません。ルームメイトや家族が少しは手伝ってくれるかもしれませんが、やはり自分自身で工夫して、目に見える情報にするためのツールをつくったほうがよいでしょう。きっと楽しい作業になるはずです。ほかの人がつかっている工夫も参考になります。もちろんADHDの人々がつかっているものも！

努力してがんばってもまだ失敗するものはなんでしょう？

　一番苦手なのが行動をとめることだとしても、あるいは過去をふりかえることだとしても、それを言葉にすることだとしても、「目に見えるようにツールをつかう」という作戦は効果があります。いつでもどこでもすぐに取り出せて、つかいやすく、持ち運べるツールがよいでしょう。ここでも、次のリストをつかってどんなときに「うっかり」しやすいかをチェックしておくとよいでしょう。いつもおなじような失敗をくりかえしてイライラするという毎日から抜け出せるようにツールをつかってみましょう。

> 第10章にリストアップされているツールもぜひつかってみましょう。

```
しゃべってはまずい場面でついしゃべってしまう？
　　いつ、どこで？
　_____
　_____
```

> 大事な場面で忘れ物、なくし物をしてしまう？
> 　職場で、ほかの場面で？
> _____
> _____
>
> 頭のなかにある「やるべきことリスト」をいつも忘れてしまうので、なかなか「終わった」チェックマークをつけられず、何日もおなじものがリストにのったまま？
> 　とくにどんなことについて？
> _____
> _____
> _____
>
> 感情のままに動いてしまうことが多い？
> 　後悔するような行動をとってしまうのはどんな感情にとらわれたとき？（怒り？　イライラ？　罪悪感？　恥ずかしさ？）
> _____
> _____
>
> 自分をうまく抑えられない場面はある？　とくにこの人に対しては自分を抑えられないという相手はいる？
> _____
> _____

　イラスト、メモといった目に見えるツールをつかってもうまくいかないという場面は少ないものです。強く後悔している大失敗を思い出してください。ぜひそんな場面で次の作戦をつかってみましょう。

作戦：目につくところにわかりやすいメモを貼って問題を解決しよう。

メモはどんなものでもかまいません。次に例をあげます。

- パソコンのモニターに「ネットサーフィンを始める前に仕事をしよう！」というメモを貼っておく。あるいは、「仕事にさっさと取りかかれ！」というセリフを上司の写真に書き込んだものを貼る。
- いつも財布を入れておくところに「ほんとうにそれが必要なの？」というメモを貼って、なにかを買おうと財布を取りだしたらそのメモが必ず目に入るようにする。
- 携帯電話や家の電話の子機すべてに「いまやるべきことが終わってから電話をしよう！」というメモを貼る。

> ➡ メモはパッと見てすぐわかるようにすること。そして、そのメモが実際に必要な場所に貼っておきましょう。

- いま練習していることについて、上達したら達成できるご褒美（テニスの大会のトロフィーなど）の写真を貼っておく。
- 「止まれ」の標識をあちこちに貼っておき、なにかを決断する前に自分を抑えられるようにする。
- 定期的に書かなくてはならないめんどうな仕事上の書類に関する注意事項を書いて壁に貼っておく。

目につくところにメモや標識を貼っておくことによって、作業記憶の弱さをカバーすることができます。頭のなかにイメージを浮かべたり自分に言い聞かせるよりも、実際に目の前にメモを貼っておくほうがずっと強力です。次に行動するときはメモがあるわけですから、まずメモが

> ➡ メモがあると、衝動的な行動をとめられますし、「こうしたほうがいい」ということもわかります。さらには、そもそもどうして自分が「自分を変えたい」と思ったのかを思い出すことができます。

パッと目に入り、どうすべきかがわかります。

たとえば、ダイエット中なのに食べすぎてしまうなら、冷蔵庫に写真を貼ります。憧れのスポーツ選手や映画俳優、自分の若くて痩せているころの写真などがよいでしょう。「冷蔵庫に近づくな！」と書いた「止まれ」の標識と、新聞や雑誌から切り抜いた警察官の写真をいっしょに貼っておくのもいいですね。

作戦：やるべきことについて手順通りに順番をふってリストにしておく。

ADHD以外の人にも、「To-doリスト（やるべきことリスト）」はとても役に立つのでよくつかわれています。いつも1日の終わりに、「きょうしようと思っていたことがほとんどできなかった」とがっかりしているなら、To-doリストがぴったりです。見逃しようのないところにリストを貼っておけば、楽しそうなことやたまたま目に入ったものに気をとられそうになったときに「そうだ、きょうはこれをやってしまうんだった」「次はこれをするんだった」と思い出すことができます。リストにのっていることをすべてやり終えたときの気分は最高です。そのときこそ、なにをしてもいいのです！

question To-doリストをつくろうとするのですが、いつも夢中になりすぎてうまくできません。どこまで書いていいのかわからなくて、気がつくと1日にやるべきことを3ページも書いているんです。書いているときは1日にそんなにたくさんできるわけないって気づかないんです。どうすれば自分を抑えて、ほどよいTo-doリストを書けるようになりますか？

やさしいパートナー、頼れる上司や同僚、よろこんで協力してくれるルームメイトやきょうだいがいれば、リストをチェックしてもらいましょ

う。覚えていますか？　ADHDのもっとも大きな障害のひとつは時間感覚の乏しさです。そのため、リストに書いたひとつひとつにそれぞれどのくらい時間がかかるのかをうまく見積もることができません（さらにいえば、さっと短時間でリストをつくることも苦手なはずです！）。ADHDがない人はたいてい「この家事にはだいたいこのくらいの時間がかかるだろう」と見積もることができます。職場では上司も同僚も「この仕事ならかかる時間はこのくらいだ」と教えてくれます。まわりの人を頼りながら少しずつ自分で「この仕事なら自分のスキルはこのくらい、自分としてはこのくらい興味をもってできるだろう、いつも気が散ってしまうのはこれとこれで、集中力が続くのはこれくらいだろう」ということを予測して、普通の人よりどれくらい多く時間がかかるのかを計算できるようになるといいですね。

　もうひとつ、無理なリストをつくらずにすむ方法があります。記録をつけることです。ある仕事にどのくらい時間がかかったかを記録しておけば、自分の傾向をつかむことができ、さらにうまくスケジュールを組むことができるようになります。次の手をつかってみてください。

作戦：いつでも記録できるように手帳を持ち歩く。

　手帳にいつもメモを書き込むようにすれば、どんな仕事にどのくらい時間がかかったのかがわかります。そして、やるべきことを思いついた時に書き留めておくことができます。作業記憶が弱いと、ほかの人に言われた大切なことをうまく覚えておけません。次のようなことを忘れてしまって自己嫌悪になったり相手をがっかりさせたりしていませんか？

- 日時
- 用事
- 約束
- 会う予定

- 締め切り

　職場でも、友人関係でも、家でも、やるように言われたことを忘れてしまうと「いい加減な人だ」と思われてしまいます。自分で約束しておいて忘れたとなるとなおさらです。ADHDがあるとこんなふうにうっかり忘れてしまうことが多いと自分でも気づいているはずです。そして、そんな「うっかり」の代償がとてつもなく大きいことも。職場でも、家庭でも、ほかのいろんなところでも。ある人はADHDがあるために「忘れっぽく無責任だと思われてしまいます。きちんとした大人として約束を守り、やるべきことができないので信用されません。だからこの忘れっぽいというADHDの特徴がいちばんいやですね。自分がいやになります」と言います。

　でも、あきらめる必要はありません。第10章でお伝えしたように、手帳を持ち歩くところから始めましょう。小さなメモ帳や単語帳のようなものでもいいですね。書き込めるものならなんでもかまいません。大切なのは、どこにでも持ち歩くことができるというところです。

　財布や携帯電話といっしょに、常にメモ用紙か手帳を持ち歩くのです！

　きょうから忘れないうちにメモを取り始めましょう。頼まれたこと、約束したこと、予定、締め切りなど日時の決まっていることなど、忘れたくない大切なことはなんでもメモしておくのです。

> カバンを持ち歩く場合は、手帳をすぐに取り出せるようにカバンの外ポケットに入れましょう。カバンのなかのジッパーやボタンのついたポケットにしまうと、手帳を見つけるのに手間取ってしまうのでメモを取るのが面倒になってやめてしまいます。

　朝起きて、服を着たら身支度は完了ではありません。手帳とペンをポケットに入れてはじめて準備完了です。

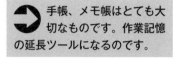
> 手帳、メモ帳はとても大切なものです。作業記憶の延長ツールになるのです。

　第10章でもご紹介しましたが、リストであげたものを含め、なんでもメモとしてつかってください。

メモを取るだけではいけませんよ。しょっちゅうメモを見返してください。必要ならば1時間ごとにでも。予定をこなし、約束を守り、用事をすませ、締め切りに間に合わせるために、やるべきことを忘れないようにメモを参照するのです。ADHDであるなら、このメモは風呂場などの裸になるような場面以外では常に携帯します。そんな状況でもメモは必ず手の届くところに置いておき、忘れたくないことがあればすぐに書き込みましょう。

> デジタルレコーダーもいいと思いますか？　でも、やはり小さなメモのほうが書き込みやすく、いつでも確認できます。デジタルレコーダーはどこに置いたかわからなくなることも多く、再生して聞き返すのがおっくうになるようです。

先ほど述べたように、ADHDの人にとってもっともつらいのは「信用できない」と思われることです。このほかにも、「根気がない」「自分に甘い」「意思が弱い」というまわりの声に、自分でもその通りだと感じることでしょう。この実行機能の欠点を克服するために、これからさらにいくつかのルールをご紹介します。

第20章
ルール5：未来を思い描いて やる気をつくれ！

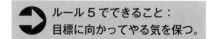
ルール5でできること：
目標に向かってやる気を保つ。

　やらなくてはいけないのに、なんのためにやるのかがわからず、つまらなく感じてすぐにやる気がなくなりませんか？　ルール5はそんなあなたのためのものです。

　ADHDには「時間の見えなさ」とわたしが呼ぶ症状があり、過去を思い出すことが難しく、それをつかって先を読むことができません。だからこそ、ルール2と3がとても重要なのです。ルール2と3をつかうと、記憶を呼び起こして学習しやすくなり、次によく似た状況にであったときによりうまく対処できるようになります。しかし、ADHDがあるということは、「いま」と「未来」をうまくつなげてとらえることができないということでもあります。だれかが目の前ににんじんをぶらさげてくれないと、目的地に向かって走り続けることができないのです。

　ルール3の、自分に声をかける方法をつかうとうまくできることもあります。「この仕事はしっかり終わらせなきゃだめなんだ」「こうやってやるんだぞ」「これの次はこれをするんだ」「時計を見るのを忘れないようにしろ」と自分に声をかけることによって、たいていの場面は乗り切れるでしょう。「これをしなかったらまずいぞ」と自分を脅すのも効果的かもしれませんね。「過去の出来事を自分に言い聞かせる」わけです。たとえば、「前に息子のテキストのためのお金をうっかりつかってしまって、あとからもっと高いお金を支払う羽目になったんだったな」「締め切りをきちん

と守らなくて、あの会社とあの会社をクビになったんだよな」「夫のお父さんの誕生会で、つまらないから先に帰りますって言ってしまったとき、夫は1週間口をきいてくれなかったっけ」というように。

　しかし、残念ながらADHDの大人にとって（子どもにとっても）、「これをしなかったらまずいことが起こるぞ」という脅しはよく効くとはいえません。それに、「やらなかったらまずいことになる」わけではないものも多いものです。大人の社会では、やらなかったら大変なことにならなくても、とにかくやるべきことだからやる、やると決まっていることだからやるということもあります。こうなると、ADHDの人にとっては退屈でなんのためにするのかよくわかりません。もちろん、ADHDがなくても、こういったことはやる気のわくものではありません。ADHDがない人でも、少なくともどうしてもやりたくないことをやらなくてはならないときには、この本に出てくるようなやり方をつかってやる気を高めています。しかし、ADHDのある人にとっては、一見意味のない退屈なことをするときには、本書であげる動機づけ手段をつかってやる気を高めることがどうしても必要です。なぜかというと……

- ADHDがあると、「とにかくやらなくてはならないから」というような倫理を理解することが難しく、「やる意味がない」ととらえがち。
- ADHDがあると、興味をもてないことをしなければならないとき、退屈のあまり苦痛がつのり、落ち着かずそわそわして、逃げ出したくなる。
- ADHDがあると、ものごとのつながりをよく考えられない。目の前のことをやらなかったら、1つではなくいくつもの悪い結果が起こり、それぞれがまた悪い結果を生み、それがまた……と悪循環につながることに考えが至らない。
- さらに、時間の見通しがもてないために、この悪い結果の雪崩現象が本人の予想以上に早く起こり、気づいたときにはもうどうしよう

もない。

やる気になれないことを把握する

　ADHDがあると上記のすべてが理由となって、やる気を保ち、やるべきことを終わらせることがなかなかできません。でも、やるべきことに意味を見出せず、退屈に思える理由がもうひとつあります。「やるべきことを終わらせる」という任務と感情がセットになっていないからです。感情がセットになっていると、とても強い動機づけがつくられます。わたしたちは感情をつかって自分をやる気にさせているのです。

やる気を保てないのはどんなときだろう？
　学校では＿＿＿＿＿＿＿＿＿＿＿＿＿＿＿＿＿＿＿＿＿＿＿＿＿＿
　職場では＿＿＿＿＿＿＿＿＿＿＿＿＿＿＿＿＿＿＿＿＿＿＿＿＿＿
　家事では＿＿＿＿＿＿＿＿＿＿＿＿＿＿＿＿＿＿＿＿＿＿＿＿＿＿
　地域の活動では＿＿＿＿＿＿＿＿＿＿＿＿＿＿＿＿＿＿＿＿＿＿
　人間関係では＿＿＿＿＿＿＿＿＿＿＿＿＿＿＿＿＿＿＿＿＿＿＿
　＿＿＿＿＿＿＿＿＿＿＿＿＿＿＿＿＿＿＿＿＿＿＿＿＿＿＿＿＿＿
　＿＿＿＿＿＿＿＿＿＿＿＿＿＿＿＿＿＿＿＿＿＿＿＿＿＿＿＿＿＿

やる気になれず、ずっとTo-doリストに書かれたままになっているものはなに？
　＿＿＿＿＿＿＿＿＿＿＿＿＿＿＿＿＿＿＿＿＿＿＿＿＿＿＿＿＿＿
　＿＿＿＿＿＿＿＿＿＿＿＿＿＿＿＿＿＿＿＿＿＿＿＿＿＿＿＿＿＿

> 感情研究からは、感情の主な機能は行動を起こす、あるいは行動を起こすための動機づけをつくることだと示されています。感情にはいろいろなものがありますが、ある感情は特定の行動を引き起こします。いくつか例をあげます。
>
> - 恐怖は「闘争か逃走」のいずれかを引き起こす――脅威の元と闘うか、あるいは逃げ出すか。
> - 怒りは誤りを正そうとする行動を引き起こす。
> - 喜び、快感があると、その行動を継続しようとする。
> - 恥は、その行動をくりかえさないようにさせる。

　わたしたちは自分に言い聞かせるときも、気づかずに感情を活用しています。「もしこれをやらなかったらまずいことになるぞ」と自分に言い聞かせるときのことを考えてみましょう。まずいことというのは、次のような実質的なことばかりではありませんよね。もちろん、教科書代をつかいこむと貯金通帳の残高は乏しくなります。失業しても家計は苦しくなります。奥さんや旦那さんに無視されると、家のなかのことがうまくまわりません。でも、それよりもっと「まずいことになるからやらないとな」という気持ちにさせるのは、過去にそうなったときに「どんな気持ちになったか」という記憶です。テキスト代をなんとか工面するあいだ、息子さんがテキストなしで過ごしているのを見ると、自分が恥ずかしくなることでしょう。何度も職を失うと自分がとことんいやになってしまいます。いちばん大切に思っている家族に冷たくされ、無視されると、悲しくなり、また腹が立ちます。

　「あんな思いはもうしたくない」という気持ちからやる気が起こることもあります。そのためには、過去の出来事を映像として思い浮かべるとともに、そのときの気持ちを思い出す必要があります。でも、先ほどもお伝えしましたが、「これをやらなかったらまずいことが起こる」という脅しよりも、「これをすればいいことがある」というふうにポジティブな結果

を予想するほうがより効果的です。「これが終わったらどんなにすっきりして気持ちがいいだろうな」と考えるとワクワクしてやる気がわいてきますが、反対に悪い結果をイメージすると、それだけで気分が落ち込んでしまいます。

> 視覚イメージにする→言葉にする→想像して感情を喚起する。

作戦：「これが終わったらどんな気持ちになるかな？」と自分に問いかける。

過去のことを思い出して映像でイメージし、このあと起こりそうなことを予想するというスキルの次のステップは、「やるべきことが終わったら／この目標を達成したら、どんな気持ちになるのか」をしっかりと想像して感じとるように努力することです。達成したときに起こる感情をリアルに味わってみましょう。どんな感情がわき上がるのでしょうか？

- 自信がつく？
- 満足感が得られる？
- すべてやり遂げたら、どれだけうれしい気持ちになる？
- どんな達成感が得られる？
- いっしょにやってきた仲間や依頼主はどんなふうに喜んでくれる？

どんな気持ちでもかまいません。目標が達成されたとき、その瞬間、その場所でどんな気持ちになるかをくっきりとイメージしてみてください。そして、やるべきことをやっている間中ずっとそのイメージを保ちましょう。毎日、毎回、意識してそのイメージを味わうことができるように努力を続けましょう。

> 目標を達成できた姿をイメージして感情を喚起し、目標を達成するまでその感情を保ち続けよう！

未来のためになにかをがんばるという行動には動機が必要であり、その動機は感情から生まれます。達成後の感情を集中してしっかりイメージす

ることができれば、そのイメージが誘導ミサイルのように目的地に向かって引っ張ってくれます。ADHDではない人でも、目的を達成したときどんな気分になるかを思い描くことで自分を駆り立てています。ちがいはなにかというと、ADHDではない人は時間感覚も視覚的作業記憶もしっかりしているのでうまく見通しを立てることができ、努力しなくても目的達成後の気分をすぐに思い浮かべることができるというところです。でも、ADHDがある場合はかなり努力して集中しなければいけません。

この作戦を成功させるために、目的達成後に得られるご褒美を写真やイラストにして、作業中に目につくところに貼っておくとよいでしょう。こうすれば、達成後のことをイメージしやすくなり、そのときどんな気持ちになるかがもっとくっきりとわかるはずです。

ゴールと手順を映像として思い描き、声に出し、さらにゴールにたどりついたときの気持ちを想像します。やるべきことに取りかかるときには、「これが終わったらどんないいことが起こるか、どんな気持ちになるか」を必ずイメージするようにするのです。

第9章でお伝えしましたが、切羽詰まった状況のときに過去の成功体験を思い出すとストレスと不安が軽くなります。そして、落ち着いた状態でやる気をもって取り組むことができます。「これが終わったらどんな気持ちになるんだろう」とうまく想像できないときには、過去に似たような仕事をやり遂げたときどんな気持ちになったかを思い出してみるとよいでしょう。このようにADHDによる脳の実行機能の障害をカバーするテクニックをつかうことによって、「こっちがうまくつかえないときは代わりにこっちをつかえばいいんだ」という補償力が強くなります。過去を思い出してから先の見通しを立てるというルール2の利点はここにもあります。過去の成功体験をよく思い出すほど、目の前のやるべきことが終わったらどんな気持ちになるかが想像しやすくなるわけです。

このルール5を練習すると、心のなかにある感情の貯蔵庫にストックができます。ADHDがあると視覚的記憶も言語的記憶も、ADHDのない人と比べて少ししかストックできませんし、くっきり鮮やかでやる気にさせ

てくれるような感情の記憶もあまりたくさんありません。感情をあまり感じないというわけではなく、感情と経験をセットにして記憶するのが苦手であり、またその記憶にアクセスするのが苦手なのです。

　ステップ4の作戦はすべて、いまこの瞬間にやりたいことをやり遂げるためのサポートです。これをもっと練習していくと活用できる記憶も増え、スキルが上達し、やり遂げることが当たり前になるでしょう。ベストセラーとなったスティーブン・コヴィーの『7つの習慣』にある「達成後をイメージしながら始めろ（"begin with the end in mind"）」という言葉のように。ゴールを目に見えるようにイメージしつつ、そのときの誇らしさや解放感、やったぞという達成感を想像しつつ、さらにそのとき得られるものも忘れないようにすれば、それが任務完了まで続く「やる気」の燃料になります。

　ここでもさらに役立つ作戦があります。ルール6に進みましょう！

第21章

ルール6：小分けにしよう！

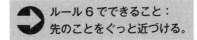
ルール6でできること：
先のことをぐっと近づける。

　映像や言葉、気持ちを思い浮かべてみても、あっというまに消えてしまって、それをつかって自分をやるべきことにつなぎとめるのが難しいなら、ルール6がきっと役に立ちます。実際このルール6は、ADHDのほとんどの人に効果があることがわたしたちの調査でわかっています。ADHDがあると集中を保ち先を見通すことが難しいという特徴によって、自分でやる気を奮い立たせることができません。自分の外にあるなんらかの助けを借りてやる気をつくりだす必要があります。幸運なことに、そういう助けになりそうなものは身近なところに山ほどあります。ポイントは、遥か彼方にあるように見える地平線を近くまで引き寄せることです。でもまずは、どうしていつも先のことが遥か彼方にあるものとして感じられるのかを考えてみましょう。

なぜゴールが遥か彼方にあるように感じるのか

　ADHDがあると、先のことは泣きたくなるほどずっとずっと遠くにあるように感じられます。かなり時間がかかり、待機する期間があり、複雑な手順が必要な課題をしなくてはならないとき、「無理だ。できるわけがない」とすぐに思ってしまうことでしょう。そうなると、ADHDの人たちは逃げ出したいという誘惑に負けてしまいます。文字通り逃げ出した

り、無断欠勤したり、病欠の連絡を入れたりするかもしれません。「どうすればこの仕事をやり遂げられるだろうか」と考えるのではなく、「だれか代わりにやってくれる人はいないだろうか」と考えるようになります。クラスでおどけて「うっかり者」として振る舞ったり、「任せられた仕事がまったく進んでいないばかりか、どうやって手をつけたらいいのかすらわからない」ということを隠そうとしたりするでしょう。「自分はダメだ、なにもできない」という無力感から助けてくれるだれかに頼る自分に逆戻りすることもあります。確かに本書の作戦をうまくつかったからといってやるべきことがすべて終わるわけではありません。ほかの人から「まだあれをやっていないのか」と責められる事態も避けられません。ですから、ここで自分がやるべきことを投げ出しそうになるのはどんなときかを把握し、自分をやる気にさせてくれるものを準備しておきましょう。

あまりにも先の締め切りを提示されて想像すらできず、パニックになったり頭が真っ白になったことはありますか？
　どんなとき？
_____
_____

課題があまりにも難しくてやる気がなくなることはありますか？
　どんな課題にそう感じることが多い？
_____
_____

監督や仲間のサポートなしで仕事するのが難しいことがありますか？
　どこで？　いつ？
_____
_____

これを手がかりとして、どんなときにやる気がなくなって前に進めなくなるかを考えてみましょう。このあとの、やる気をとりもどすための作戦を読み進めると、また例を思い出すでしょう。

作戦：長時間かかる課題をこなすとき、できる限り小さなパーツに分けて取り組もう。

どこまでやったら仕事が終わるのかなかなか見えないものです。「きょうのうちに仕上げるぞ！」と思っても、「1日は長く、時間はまだまだある」と考えがちです。ですから、この作戦を仕事でも家事でもつかってみましょう。大きなプロジェクト、たとえば家中のクローゼットを全部整理する、仕事先の部署で来年度の予算案を立てるようなときは、この作戦は欠かせません。そしてもっと手順を細分化する必要があります。時間のかかることをやり始めるときには、かかる時間が長ければ長いほど手順を細かくしたほうがよいでしょう。締め切りまで時間が長くあるときこそ、仕事を小さな単位に分けて取り組むのです。

- たとえば「きょうのうちに仕上げなくてはならない」というときには、1時間、できれば30分単位でやるべきことを考えましょう。30分〜1時間ごとの課題を書き出して、いまやるべきことに蛍光ペンでマークをつけ、その課題だけに集中できるようにしましょう。

- たとえば「今週中に仕上げなくてはならない」というときには、1日にやるべき仕事量を割り出しましょう。クローゼットを片づけるという課題ならば、1日1部屋分というようにシンプルに分けられます。でも、課題がさらに複雑で「これを先にやらなければこれに手がつけられない」というようなものだと、もう少ししっかりと計画を練って、1日の分量を割り出す必要があります。職場であれば

上司や指導役の人に尋ねましょう。おなじようなタイプの仕事を以前に担当した人の日報や報告書があればそれを参照します。また、仲のよい同僚にどんなペースで仕事を進めたのかを聞いてみるのもいいですね。

　そして次の段階では、1日分の仕事量をさらに30分～1時間単位に分けます。ほかの仕事と並行して進めなくてはならないということもよくあります。そんなときは、手帳やカレンダーにこの仕事に取り組む時間帯を書き込んでおきます。その時間になったら、さらに短い時間に区切ってやるべきことを決め、順番に終わらせるのです。

　夏のオリンピックの時期に、マイケル・フェルプス（アメリカ合衆国の男性競泳選手。オリンピックと世界水泳選手権の金メダリスト。小児期にADHDと診断されている）の普段の様子についてテレビで特集が組まれていました。彼は起きてから寝るまで15分刻みでスケジュールを決めてその通りに活動しています。トレーニングの内容だけでなく、食事時間や余暇活動についても時間を決めているそうです。

　そこまで細かくする必要はありませんが、仕事のときだけでもマイケルを見習って取り組むことによって、そのときやるべきことに集中し、目標達成に向かうことができます。職場についたらまず手帳を開いて、1時間ごとになにをするかを書き込みます。次に15分ごとに分割し、やるべき仕事をさらに細分化して割り当てます。こうすることで、終わりのなかなか見えない仕事も、短時間で取りかかりやすい仕事に変わり、コツコツと仕上げることができます。

- 短時間の作業タイムの合間にはさむ休憩時間もとても重要です。ADHDの小学生とおなじじゃないかと恥ずかしく思う必要はありません。ADHDの子どもに、学校から帰ってすぐに机に向かって算数の問題を30問一度にやるように言ったりしませんよね。（理解

ある教師ならば学校でもそんなやり方はしません）「まず5問やってみようか」というふうに言うはずです。それが終わると、1～2分の休憩をとらせますよね。ADHDがあっても5問程度であれば集中して一度に取り組むことができます。でも、30問はかなりの負担になります。一度に5問やって、小休憩をはさみ、それを6回くりかえせば30問解き終わります。だれでも困難な課題に取り組むときには「ベイビーステップ（小さな子どものようにちょっとずつ歩く）」になるものです。ADHDがある人こそ、ベイビーステップでいいのです。

→ 作業をするスペースに、すぐ目につくように「小分けにする！」と書いて貼っておきましょう。

作戦：作業の進み具合を報告する。

　この作戦は外からさらにやる気を引き出すためのものです。長期的なゴールに向かって手のかかる課題に取り組むとき、課題を小分けにするだけでなく、ほかの人を巻き込んで、いつまでになにをするという作業プランの進展ぶりを報告します。自分で決めた作業プラン（細分化したもの）の進み具合について「いまこれをやっていて、ここまで進んでいます」「ここまで達成しました」と報告しなければならない場合、作業はかなり進みやすくなるものです。やはり、人にどう思われるかというのは気になるものですし、それがやる気にさらに火をつけてくれるので、がんばって終わらせようという気持ちになります。

→ 作業の進み具合をだれかに報告すると、自分のなかから「失望されたくない、すごいと思われたい」という気持ちがわいてやる気が出てきます。

→ 小分けにした作業が終わりサブ目標を達成したとき、そしてすべてが終わったときに報告しましょう。

- 職場では、理解ある同僚、指導役、上司に進展を報告しましょう。

- 家では、妻や夫、恋人、同居人、近所に住む友人などに作業の進展を聞いてもらいましょう。

手伝ってくれる人にお礼を。ルール6の最後の作戦では、最終目標に向かってがんばり続けるために自分にご褒美をあげることの大切さを学びます。これは手伝ってくれる人に対するお礼も含みます。そうすることで、その人がうんざりしてしまわないようにするのです。感謝の気持ちをきちんと伝えていると、目標を達成したときいっしょに喜んでくれることでしょう。そして、快くコーチ役を続けてくれるはずです。

> 指導者／コーチに感謝を伝える方法
> - 2週に1回、定期的にランチをごちそうする。
> - お中元やお歳暮など、季節の折に感謝の贈り物を届ける。
> - 相手の好みのお店のギフトカードを贈る。
> - 朝、相手の好きなコーヒーや紅茶を買っていってあげる。午後に相手の好きな冷たい飲み物を買っていってあげる。

作戦：サブ目標を達成したら自分に小さなご褒美をあげる。

ADHDの子どものための学習プログラムでは、短時間の作業が終わるごとにご褒美としてシールやコイン、トークン（いくつか集めると大きなご褒美と交換できる引換券）をあげます。「よくできたね。すごいね」とほめられ、認められ、ご褒美をもらうことで、やる気を保ちながら長時間にわたる課題を終わらせることができます。大人もおなじ方法がつかえます。ただし、ご褒美をくれる先生はいません。ですから、自分で自分にご褒美を準備してあげましょう。

この方法はだれでも日常的につかっているものです。わたしもいまこれを書きながら、「30〜60分がんばって、5ページ書けたら、キッチンへ行ってカプチーノをつくって飲むぞ」と思ってがんばります。次の5ページが終わったら、書斎に置いてあるお気に入りのベースギターの練習をします。マスターしようとしている60年代ロックの1曲を一度だけ通して弾きます。次の5ページが終わったらハーシーズのキスチョコを1粒、あるいはダイエットコークを1本。それか、1分間休憩して2階にある書斎の窓から美しい干潮の入り江と潮だまりの景色を眺めます。
　「よし、やるぞ！」という気持ちにさせてくれるものならなんでもかまいません。とにかく、小分けにした作業が一段落するごとに自分に小さなご褒美をあげるのです。すると、その積み重ねで、気づいたときには大きな仕事がすっかり終わっています。わたしもそうやってコツコツとこの本を書いています。小説家でありノンフィクション・ライターであるアン・ラモットはこれを「一羽ごと（bird by bird）」と表現しています。アンの弟はあるとき学校の宿題で鳥について作文を書くように言われました。でもなにひとつ書けません。そこで父親がこう言いました。「1種類の鳥のことを2、3行書いてごらん。書いたら見せなさい」。何度もそれをくりかえしているうちに、いつしか作文は仕上がっていました。そう、こんなふうに1羽ごとにやればいいのです。1羽の鳥のことを書いたら「できたぞ！」と喜び、自分に小さなご褒美をあげるのです。

日常的につかえる小さなご褒美はなんだろう？
　職場では＿＿＿＿＿＿＿＿＿＿＿＿＿＿＿＿＿＿＿＿＿＿＿＿＿＿＿
　家では＿＿＿＿＿＿＿＿＿＿＿＿＿＿＿＿＿＿＿＿＿＿＿＿＿＿＿＿
　その他＿＿＿＿＿＿＿＿＿＿＿＿＿＿＿＿＿＿＿＿＿＿＿＿＿＿＿＿

　作戦をすべて組み合わせてつかおう：さて、大きな仕事をやろうとする

とき、仕事を小さく分けて全部バラバラにしましたね。ここで忘れてはならないのは、その小さな一仕事が終わったときにやるべきことです。少なくとも次の4つのことを欠かさずやりましょう。

1. 「やった！」と喜ぶ。
2. ちょっと休憩（2、3分）。
3. できたことをだれかに報告する。
4. 自分に小さなご褒美をあげる。または、短時間だけ好きなことをする。

ルール6の3つの作戦はすべて、長期的なゴールに向かってやる気を保つためのものです。これまではぐずぐずと手のつけられなかったことや、最後まで終わらせられなかったことをやりきるため、外からやる気をかきたてる方法です。映像を思い浮かべる、言葉にして自分に言い聞かせる、終わったらどんな気持ちがするかを想像するという作戦をつかっても集中力が途切れてしまうときは……

- 作戦を小分けにする。
- 作業の進展ぶりを報告する。
- 小分けにした作業が一段落するごとに小休憩する。
- そして、自分に小さなご褒美をあげる。

という作戦をつかいましょう。
ルール7では、外にあるものをつかってやる気をかきたてる方法をさらにみていきます。

第22章
ルール7：見えるようにしよう！触れるようにしよう！ 手で動かそう！

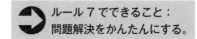
ルール7でできること：
問題解決をかんたんにする。

　頭のなかで悩みごとを解決しようとすると、選択肢がごちゃごちゃになってどうしていいかわからなくなるという人にはルール7がぴったりです。ADHDがあると言語的作業記憶と非言語的作業記憶があまりうまく機能しません。そのために、あることについて考え始めるとそれについてのいろいろな情報が次々と浮かんでは消えてしまいます。良い点と悪い点を秤にかけ、必要な手段をあげ、各手段のメリットを分析し、リスクと利益の割合を検討する……といったことすべてを頭のなかだけで行うのは困難です。論理的思考ができないわけでもなく、知能が低いわけでもありません。そんなことは決してないのです。ただ、目に見えるように、手で触れられるようにして考える必要があるというだけなのです。五感をフルにつかって脳のギアにオイルをささなくてはならないのです。

- ホワイトボードに書き出すなどして、目に見えるようにして、すべての情報、疑問点を並べる。
- 情報に現実感をプラスして判断するために、実際にその情報を手に触れて並べ替え、取捨選択できるようにする。
- 問題そのものを頭のなかから外に出すことで、作業記憶に頼らずに解決できるようにする。頭のなかだけで考えようとすると、イライラして大変なことになってしまう！

自分には手に負えないような問題、急いで解決しなくてはならない問題はどんなものか把握する

これはちょっと難しいかもしれません。職場で起こるとらえどころのないような問題や、心を重くさせる家族の問題……自分にとってもっとも厄介なのはなんでしょう？　自分の問題と、だれかの問題、どちらのほうが解決が難しいでしょうか？　ひとりで考えなくてはならないのと、いくつもある選択肢をすべて順番に確かめるのは、どちらのほうが苦手ですか？

自分がどんなときにパニックになって動けなくなるかがわかっていれば、そのときにうまくつかえるツールを準備しておくことができます。

職場で起こる問題をうまく解決できますか？
　解決しづらいのはどんな問題でしょう？　予算の問題、人間関係、チームワーク、上司との関係？
　_____
　_____

家族の問題をうまく解決できますか？
　夫婦、パートナーとの関係_____
　子育て、子どもとの関係_____
　きょうだいとの関係_____
　両親との関係_____

対人関係上の問題をうまく解決できますか？
　　恋人との関係＿＿＿＿＿＿＿＿＿＿＿＿＿＿＿＿＿＿＿＿＿＿
　　友人関係＿＿＿＿＿＿＿＿＿＿＿＿＿＿＿＿＿＿＿＿＿＿＿
　　近所づきあい＿＿＿＿＿＿＿＿＿＿＿＿＿＿＿＿＿＿＿＿＿

日常生活での問題をうまく解決できますか？
　　修理すべきこと――家、車など＿＿＿＿＿＿＿＿＿＿＿＿＿
　　買い物――店の人とのやりとりなど＿＿＿＿＿＿＿＿＿＿＿
　　クレジットカード会社やガス・水道・電気会社とのやりとりなど
　　＿＿＿＿＿＿＿＿＿＿＿＿＿＿＿＿＿＿＿＿＿＿＿＿＿＿＿

自分にとってどんなツールが
いちばん役に立つかを把握する

　目で見たほうが理解が早いか、それとも耳から聞いたほうがよくわかるか、だれでも自分の五感のうち得意なものをなんとなくは知っています。ADHDの場合、うまく思考判断するためによりいっそう五感に頼る必要があるので、次のことを知っておくことが大切です。

あなたは次のうちどのタイプでしょう？
　　目で見て理解するタイプ＿＿＿＿＿＿＿＿＿＿＿＿＿＿＿＿
　　耳で聞いて理解するタイプ＿＿＿＿＿＿＿＿＿＿＿＿＿＿＿
　　手で触れて理解するタイプ＿＿＿＿＿＿＿＿＿＿＿＿＿＿＿
　　体を動かして理解するタイプ＿＿＿＿＿＿＿＿＿＿＿＿＿＿

子どものころ、どんなふうにして問題を解いていましたか？　暗算が苦手ではありませんでしたか？「この学年だったらこのくらい暗算できて当たり前です」と教師に言われ、手をつかって計算することを禁じられ、算数がすっかりいやになったのではありませんか？
　ADHDの人には、こういういやな思い出がたくさんあります。でも、幸いなことに大人になると「これをつかってやってはいけない」と言う人はいません。なにをつかってもいいのです。ツールはたくさんあります。

> **information**
> わたしたちの研究から次のことが明らかになっています。ADHDの人は頭のなかで問題解決するのが苦手なのですが、子どもと大人では、この症状はちがったかたちをとります。子どもの場合は、暗算、逆唱（読み上げられた数列を逆から言う）ができません。大人の場合は、ある話を聞いて「簡潔にまとめてください」「感想文を書いてください」と言われたとき、登場人物、場所、日時、行動などすべての事柄を覚えておくことができません。この症状もまた、ADHDをもつ大人が日常を送るうえで困難を感じる原因のひとつになっていることが研究結果から明らかになっています。

　給与のつかい道の優先順位をどう守るか、会社で予算が削られるなかでどう賃上げを交渉するか、締め切りを守るためにはどんな段取りをすればいいか、どうやったら子どもがケンカをせずにいられるか、家の修繕をどこからはじめるべきか……こういった問題の解決に役立つツールがあればなんでもつかうべきです。むしろ、絶対につかわなければならないでしょう。
　成長するにつれて、言語的作業記憶と非言語的作業記憶が発達し、頭のなかでイメージを保持したり呼び出したりできるようになります。それによって、体験したことを言葉で表現できるようになります。その後、さらに発達すると、頭のなかのイメージをバラバラにして操作し、移動して再構成することができるようになります。これができると次のことができま

す。

- いろいろな選択肢を見つける。
- 問題を解く。
- なにかをする、あるいは説明するときに、手段や方法を工夫する。
- 未来に向けて計画を立てる。

しかし、ADHDによってこの実行機能の発達は妨げられます。これを補うためにはどうしたらいいでしょうか？　次の作戦をつかってみてください。

作戦：可能なときは必ず頭の外にあるツールをつかって問題を解決する。

　頭のなかだけで多くの情報を漏らさず扱うというのはかなり高度な技術です。多くのエネルギーと集中力を要します。たとえば、10時間の勤務を終えたあと夕食の支度をしながら子どもたちのケンカの仲裁をし、同時に車を買い替えるためのお金をどうやって工面するかを考えようとすれば……かなり大変なことがわかりますね。疲労は問題解決能力に大きなダメージを与えます。多くの人がいろんな工夫をしています。パソコンをつかってやるべきことのリストをつくる（携帯電話のアプリをつかう）、ボードと付箋やマグネットをつかう、録音する、図やグラフにするなどして、疲れ切った頭のなかから情報を取り出し、見て聞いて、触って動かせるようにします。さまざまなツールをつかって問題をすっきりと捉えやすくしているのです。
　これをつかわない手はありません。疲労に加えてADHDもある場合はなおさらです。つかえるものはなんでも活用しましょう。
　解決すべき問題に関するデータをすべてバラバラにして紙に書いたり模型にしたりグラフや表にしたら、それを見て、聞いて、手で触って動かし

て、あるいは自分が動いてみましょう。解決方法が見えてくるかもしれません。書き出すことのできる情報であれば、パソコンのWordソフト、紙、名刺大のカードなどに書いてみましょう。

　この作戦はルール2の「上級」版のようなものです。ルール2では、忘れたくないものをメモにして目につくところに貼っておくという方法をつかいました。ルール7ではその方法を応用して、問題を解決するにあたって検討するべき事項をすべて頭の外に出してしまいます。メモ用紙になぐり書きしたようなものでもかまいませんし、かんたんなイラストを描いてもいいでしょう。いろんなやり方があります。インテリアコーディネーターは、建物の図面の上に家具の模型を置いてさまざまな配置を試します。そういうパソコンのソフトもすでに販売されています。エンジニアや建築家は、パソコンのシミュレーターをつかって道路、橋、車、薬品、その他の設計を行っています。大工、配管工、内装業者など手作業の専門家はひとつひとつ手を動かして仕事を片づけます。ものを組み立てるとき、青写真は実際に手を動かすためにあるのです。頭のなかだけで考えているよりも、さらにいろいろなデザインを試すことができます。

　ADHDがある場合、ある問題を解決するためには、頭の外に情報を出し、バラバラに分けて、見たり聞いたり触ったりできる形にします。そうやって、実際に手を動かして解決方法を見つけるのです。さあ、試してみましょう。もしもだれかがそれを見て「おもちゃで遊んでる場合じゃないよ！」と言うなら、ルール8の出番です！

第23章

ルール8：自分のADHDを笑おう！

> ルール8でできること：
> 自分の欠点を受け入れ、よりよく生きる。

　ADHDであることをまだ受け入れられずにいるなら、このルール8がぴったりです。自分の欠点をネタにしてちょっとした笑いにできれば、その欠点を自分もまわりもさらりと受け流すことができ、人生をスムーズに、楽しく生きることができます。

　本書をここまで読めば、ADHDと共に生きることがどれだけ大変なことかがわかるはずです。普通の人よりもはるかに多くの失敗をくりかえしていることでしょう。でもそれは決して本人のせいではありません。でも、だからといってそれに対してなにができるでしょうか？　これまで学んだ作戦に加えて、次の作戦をおすすめします。

> ADHDは深刻な問題ですが、だからといっていつも深刻な顔をする必要はありません。

作戦：にっこり笑ってこう言おう。「おっと！　またわたしのADHDが出て失敗してしまいました。ごめんなさい。次回はこうならないように気をつけます」

　この言葉には社会人として大切な4つのポイントが含まれています。

- 失敗を認める。

- 理由を説明する。
- 人のせいにせずに謝る。
- 改善のための努力を行うと約束する。

　こんな短い言葉で大切なポイントを4つも押さえられるなんておどろきですね。この4つを忘れないようにすれば、自尊心も、友達も、愛する人も失うことはありません。ADHDによる失敗を認めず、人のせいにして、言い訳をして、改善の努力もしなければ、まわりから人はいなくなってしまいます。

　ステップ2でお伝えしたように、自分のADHDの症状を把握し、認め、そしてそれに対処することが大切なのです。チャンスが少しでもあるのなら、こうして自分のADHDを支配するのです。たとえば、わたしは自分の欠点、白髪で髪が薄くなり、色盲の年寄りで、機械オンチでおしゃれのセンスがないことをわかっていますし、受け入れています。そんなふうに「わたしにはADHDがある。脳がその影響を受けているので、実行機能がうまく働かないという欠点がある」と受けとめられるといいですね。わたしは自分の欠点を否定せず、把握し、理解し、受け入れ、その欠点を補うことができるように努力しています。こうなるまでには時間がかかりました。でもいまとなっては当たり前になっています。ここ何年もずっとそんな感じです。

　いっしょに心理臨床の研修を受けた32年来の友人たちがいるのですが、集まると決まってどちらからともなくこの話をします。研修先のクリニックにわたしが白と黒の千鳥格子のカジュアルなスーツを着て、白いベルトをしめて白い靴を履いてやってきたこと、そして「フル・クリーブランド［訳注：白いベルトと白い靴を特徴とする一昔前にはやった服装］」というあだ名がついたときの話になると、みんな涙が出るまで笑い転げます。

　わたしの笑い話だったら妻も喜んで話してくれます。魅力的な女性がたくさんいる前で手すりも階段もつかわずにプールに入ろうとして、滑って転び、一回転したこと。わたしの運動神経はひどいものです。ほかにもあ

ります。色盲なので、木々の前にある一旦停止の標識が目に入らず何度も見過ごしたこと。新聞記事やテレビなどでにっこり笑ってバッチリ格好よく決めたつもりが、白髪とハゲ頭とシワが目立ち、金歯がフラッシュでキラリと光って映っていたこと。どの欠点もわたしそのものです。だからといって、自分を嫌いになることはありません。欠点も含めたありのままの自分が好きなのです。まだまだやりたいこともありますし、時間の許す限りこのままの自分で生き生きと人生を楽しむつもりです。これを読んでいるあなたもそうしてください。

　ADHDについてもこういう態度で臨んでほしいのです。ADHDがあるなら、それをすっかりオープンにしてしまうほうがどれだけ楽か。そして可能な限り、それをネタにして笑うのです。ほかの人にごめんねと、自分の欠点を笑いながら話すもよし、ひとりのときに自分の失敗を笑い飛ばすもよし。ADHDを自分と切り離すことのできない深刻な障害として扱うなら、実際にそうなり、まわりの人もそう捉えるようになります。そして離れていってしまうでしょう。でも、自分で自分のADHDのことをユーモアたっぷりに話せるならば、まわりの人もそうしてくれます。そして、いっしょに笑うことができます（もちろん相手の欠点についてもおなじように笑いあうことができます！）。きっといっしょにいる時間が楽しくなるはずです。

　いちばん大切なのは、こうすることで自分をありのままに受け入れて生きることができるということです。すべての欠点も、その欠点をカバーするための大変さも。治療を受けてもADHDの症状はすべてなくなることはなく、完治もしません。一生ともに生きなくてはいけません。だからこそ、それに慣れて、ときにはにっこりと笑うのです。

　この8つのルールを忘れないように、次のページをコピーして洗面所の鏡に貼っておきましょう。わたしもスティーブン・コヴィーの『7つの習慣』がまとめられたページを洗面所に貼っておきました。ほかにも多くの人が、すっかり覚えて空で言えるようになるまでそうしています。豊かな

人生を送るために。ですから、この8つのルールについても、毎日目につくところに貼りましょう。職場のデスクに、スケジュール帳に、パソコンのモニターの端に！

ルール1：ちょっと待て！
　　　　反応する前に時間を稼げ

ルール2：過去を見よう……すると先が見えてくる
　　　　このあとなにが起こるのかを考えよう

ルール3：過去の失敗についてつぶやき、これから先の行動についてつぶやこう
　　　　決断する前に分析！　未来のための法則を見つけよう

ルール4：大切な情報を目に見えるようにしよう
　　　　自分の記憶だけに頼るな！

ルール5：未来を思い描いてやる気をつくれ！
　　　　やる気を失わないようにしよう

ルール6：小分けにしよう！
　　　　遠い未来を近くに引き寄せる

ルール7：見えるようにしよう！　触れるようにしよう！　手で動かそう！
　　　　問題解決をかんたんにしよう

ルール8：自分のADHDを笑おう！
　　　　欠点を受け入れ、前に進もう

ステップ5

環境を変える
生活場面で ADHD をコントロールする

　次ページのグラフを見てください。ADHDがあると、ADHDがない人に比べてあらゆる生活場面でかなり多くの困難を感じていることがわかります。ADHDがある人にとっては当たり前の事実かもしれませんね。自分をコントロールできず、時間感覚が乏しければ、どこへ行ってなにをしてもうまくいきません。ADHDがその2つを奪いとってしまうのです。

　人によっては、特定の場面で困難を感じやすくなります。もしそういう場面があるなら、それに関する章から読みはじめてください。ほかの章にもざっと目を通して、自分の問題に応用できるものがないか探してみるとよいでしょう。すべて、ADHDがつくりだす問題をターゲットにしてあり、ステップ4を現実場面のなかで活用できるようにしてあります。きっとあなたが困っている特定の場面、特定のときにうまくつかえるアイデアがたくさん見つかるはずです。

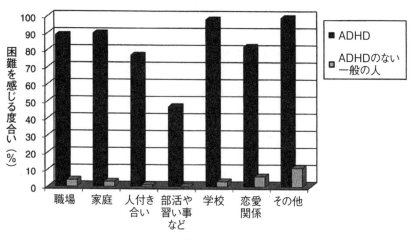

第24章
教 育

「学校の先生はいつも言っていました。宿題の指示をきちんと読んでから取りかかれって。でも、わたしには無理。いつもすぐにわかったつもりになって、指示をろくに見もしないでやり始めます。だから、トンチンカンなことばかりしていました。落ち着いて指示を読んでから宿題に取りかかるなんてありえないんです。とにかく早くやっちゃいたいって感じなんです」

「大学で工学部にいたんですが、必修科目の課題ができずに退学しました。そのあと3年間働いて、短大に入り直して準学士号をとりました。そして、工学部に編入して最初にいた大学に再入学したんです。今年、卒業の予定なんですが、授業が終わってしまったのにレポートがまだ提出できていないので、卒業が危ういんです」

ADHDの人が学校教育を受けるのは、子どもでも大人でも大変です。成績は悪く、学校では問題ばかりで、留年や退学をくりかえします。

すでにお分かりかもしれませんが、よい教育を受けられないといろいろな面で損をします。年収も生涯収入も少なく、職業の選択肢も制限され、付き合う人のタイプも変わります。自尊心が低くなり、そのために生き生きと人と関わることができなくなる可能性もあります。

本書を読んで運命を変えようとしている方なら、学校に戻りたいという気持ちをもっているかもしれませんね。高校、大学を出ていないのであれば、高等学校卒業程度認定試験（日本では旧大学入学資格検定に相当）に

合格したい、大学に入りたいと考えているのではないでしょうか。薬物療法を受けて自信がついてきた人は、今度こそキャリアアップを図るための研修や生涯学習のコースを最後までやり通すことができるのではないかと期待をもつ頃でしょうか。あるいは、まだ大学生、大学院生だとしても、本章では、ゴールに向かってやり遂げるために役立つ実践的なヒントをお伝えします。

その前に、ADHDがあると、学業ではどんなところでつまずくのか理解しておきましょう。それによって、どんなときに発達障害のための特別支援や補助を受ければいいのかがわかります。成功のチャンスを最大限にしたうえで、学業達成に労力と時間をそそぎましょう！

ADHDがあると学業のどんなところでつまずくのか

薬物療法、学校側の特別支援教育、自分で活用するツールや工夫など、学業をサポートする方法はたくさんあります。自分にぴったり合う援助を得るには、自分の能力についてよく知っておくことが大切です。

子どものときからADHDの症状がありましたか？

もしそうなら、入学したときから苦労の連続だったのではないでしょうか。わたしたちの研究から、子どものころADHDの診断を受けた人は、大人になってから診断を受けた人よりも、学校で多くの問題があったことがわかっています。なぜなのでしょう？　いくつか考えられる理由は次のようなものです。

- 子どものときに診断や治療を受けなかった人のほうがADHDが軽症であった。
- 治療を受ける必要がなかったのは、親や教師から多くの理解とサポートがあったから。

- 知能が高かったため、ADHDの症状がカバーされ、周囲の大人が治療の必要性を感じなかった。

　これらの理由から診断を受けないまま、それなりに学校生活をうまくこなしてきたのかもしれません。でも、成長するとやはり治療が必要になります。大人になると、親はもう子どものころとおなじようにはサポートしてくれません。ステップ1にあるように、症状が生活場面のあらゆるところで悪影響を及ぼすので、知能が高くても症状をカバーできず、治療を受けないままでは生活を管理しきれないのです。

　子どものときに診断を受けていた方は、問題をより多く感じているはずです。症状が重度であるということは、入学時から大きなハンデを抱えることになります。そのうえ、学校での問題は学年が上がるにつれて蓄積されます。成績が落ち、自信を失います。だからこそ、目標を達成できるように、自分の症状をよく理解し、必要な援助を求められるようにしておくことが大切なのです。

> 　わたしたちは最近の調査研究で、大人になって診断を受けた人と子どものときに診断を受けた人の学歴を比較検討しました。大人になって診断を受けた人の幼少期の情報は、その人の幼少期をよく知っていた人、主として親からの報告によるものです。子どものときに診断を受けた人については、Mariellen Fischer, PhDとの共同研究による、ウィスコンシン州のADHDの子どもを成人期（平均年齢27歳：成人期においてもADHDは持続）に至るまで追跡調査したデータを用いました。
>
> | 学歴 | ADHDの大人（%） | 子どものときADHDの診断を受けた大人（%） |
> | --- | --- | --- |
> | 高校を卒業 | 88 | 62 |
> | 大学を卒業 | 30 | 9 |
> | 留年 | 25 | 47 |
> | 特別支援を受けた | 35 | 65 |
> | ほかの援助を受けた | 48 | 42 |

学習症がある場合

　大人のADHDのなかにも、少数派ではありますが、学習症（LD）を合併する人が確かに存在します。学習症とは、読み、綴り、数学、読解などの基本的な学習技能の一部の発達が遅れる障害です。ステップ2で、ADHDには脳の実行機能に障害が生じるために、うまく読解できなくなることについて学びました。この能力はADHDのなかでも個人差が大きいのですが、標準テストで100人中下から14番以下であるなら、学習症の可能性があります。

　学習症は、健常群と比較すると、ADHDの大人により多くみられます。読解力だけではなく、聴解力にも差が生じます。学習症の診断基準にあてはまらなくても、読んだり聞いたりしたことをクラスメイトとおなじように理解し、記憶することができなければ、勉強はとても大変です。耳から聞いたことをうまく理解できないことをわかってもらえないことも多く、「無視している」「やる気がない」「聞いていない」と誤解されることもあるでしょう。でも、学習症があるなら安心してください。子どものころに学習症の診断と援助を受けていなかったとしても、いまからその障害に応じた適切な援助を受けることができます。

> ⓘ　先に引用したのとおなじ研究で、大人において、子どものときにADHDと診断された群では、大人になってから診断された群よりも学習症が多いことが明らかになりました。
>
> | 学校での結果 | ADHDの大人（%） | 子どものときADHDの診断を受けた大人（%） |
> |---|---|---|
> | 学習症の診断 | 28 | 45 |

学習のための基盤づくり

　ADHDの大人の多くが、これまで教育を受けるなかでつらい思いを経験しています。先にあげたものに加え、叱られ、罰を受けたことが多く（成人後に診断を受けた群では42％——幼少期に診断を受けた群では62％という大きな数値が示されています）、対人トラブルも多い傾向にあります（それぞれ44％と53％）。幼少期に診断を受けた群では71％もの人が少なくとも一度は停学処分か退学処分になっていました。もうこんなことをくりかえしたくはありませんよね。ですが、職場での研修でもおなじようなことが起こりかねません。これを避ける方法はいろいろあります。それを知っておくことが大切です。

自分に合った特別支援を受ける権利

　大学に在学中であれば、単位をすべてとって卒業できるように特別支援が必要であり、またADHDの人にはその権利があります。ADHDは「障害をもつアメリカ人法（アメリカ障害者法）」において支援を受けられる障害として認められているのです。まずは、大学で特別支援を受けるにあたって必要な診断書などの書類を把握しておくとよいでしょう。

　でも、この法律は「自分で自分の障害をカバーし、努力する」のを助けるためにあることを忘れないでください。本人に代わって勉強したり課題を解いてくれるような支援はありません。ですから、特別支援を受ける権利を主張して終わるのではなく、常に自分で自分の欠点をサポートできるようにしておくことが大切です。そうすれば、学校生活がずっとうまくいきます。そのなかから学んだことは就

> 「障害をもつアメリカ人法」
> ［訳注：日本の場合、発達障害者支援法があります］によって守られること、提出書類、受けられる特別支援に関する参考資料をチェックしましょう。

職しても家庭をもっても、きっと役立つはずです。

成功のための8つのルール

欠点を自分の力で補うためには、ステップ4で紹介したルールを守ることが大切です。教育を受けるときは常にこのルールを参照し、守りましょう。

薬物療法

正直にお伝えすると、臨床経験からも多くの研究からも、自分で症状をカバーしようと工夫し、努力を重ねても、学校でのADHD症状をじゅうぶんにコントロールすることはできないということが明らかになっています。これまで薬物療法を受けなくてもそこそこやってこられたという場合でも、これから学校に戻る、あるいは難しい仕事に就くことを考えているなら、いまこそ薬物療法を試すチャンスです。薬物療法は学校や職場でうまくやっていくために、なによりも効果的な方法なのです。

> まわりの人に報告してやる気を保つ作戦については第21章で詳しく説明しています。

1日に1～2回の服用で、8～14時間ものあいだ症状を緩和できるので、長時間効果が持続する徐放性のタイプの薬がもっともつかいやすいでしょう。長時間持続型の薬を朝1回服用し、夕方には即効性タイプのものを補足的に服用するとよいかもしれません。

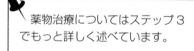
薬物治療についてはステップ3でもっと詳しく述べています。

コーチやサポーターを見つける

　その日にしなければならない仕事や課題について、毎日話をできる人を見つけましょう。教師、教授、ルームメイト、先輩、特別支援コーディネーターなどのなかから、あなたのコーチ、サポーターになってくれる人を見つけるのです。できれば1日2回、5分ずつ会います。1回目（通常は朝）に、「きょうやること」リストをチェックして、目標をつくります。その日の終わりに2回目の面会をして、できたことを報告します。

ADHDのための特別支援を確認する

　特別支援コーディネーターの先生に会って、以下のことをしてもらいましょう。

- ADHDの診断書を見せ、症状について確認してもらう。
- ADHDの学生に対する特別支援にどんなものがあるかを説明してもらう。
- 特別支援を受けられるように、担当の教員に話をしてもらう。
- 保健管理センターの臨床心理士、カウンセラー、医師（通常は精神科医）を紹介してもらう。

授業がはじまる前に集中力をサポートしてくれるツールを準備する

- システム手帳を準備しましょう。カレンダーにその日の目標、予定を書き込みます。コーチ、サポーターになってくれた人といっしょにこのカレンダーを見て、やるべきことを確認します。また、自分でも目標や予定を忘れないように、目につくところにそのページを開いておきます。

- メモ帳あるいは付箋も準備しましょう。課題、先生に言われたこと、面会の予約、約束したこと、するべきことなど、忘れたくないことはすべてメモします。メモしたことを実行に移すために、1日に何度もメモとシステム手帳を見直します。

  > システム手帳を最大限に活用するためのヒントについては、第19章参照。

- システム手帳のほかに、スケジュール管理アプリやTo-doリストアプリを組み込んだスマートフォンやタブレット端末も活用しましょう（でも、ついついメール、ネットサーフィン、ゲームをしてしまって、やるべきことができない、気がついたらあっという間に時間がたっているということになりやすいので注意しましょう。どうしてもそうなってしまう場合はつかわないほうが賢明です）。

- 授業ごとにちがう色のフォルダーを買いましょう。課題が終わったらそのフォルダーに綴じるようにします。ADHDがあると、せっかく課題が終わったのに、その課題をどこに置いたのかわからなくなり、期間内に提出できないことがよくあります。

- バイブレーター機能のついたアラームをセットして、集中をサポートしましょう。MotivAiderという装置もお勧めです。携帯電話サイズの小さなプラスティックの箱で、バイブレーターとデジタル時計がついています。好きな間隔でアラームをセットしたり、ランダムな間隔でアラームを鳴らすことができます。

  > 日本では未発売ですが、addwarehouse.com amazon.com などから個人輸入できます。

成功のためのヒント

自分に合ったスケジュールを組む

- 自分がいちばん集中できる時間を見つけて、その時間帯に難しい授業／ミーティング／勉強を予定しましょう。たいていは、午前中の中ほどか午後の早い時間になりますが、1日でいちばん頭がさえる時間は人によって異なります。ある研究では、ADHDがある場合、健常群よりも数時間遅い時間帯、午後から夜間がもっとも集中できることが示されています。いずれにしても、1日のサイクルのなかで自分がいちばんしっかりと集中して取り組める時間帯を把握しておきましょう。それをうまく活用して、難しい作業をその時間帯にもってくるのです。

- 1日のなかで、あるいは1週間のなかで、必修科目・難しい科目と選択科目・楽しいクラスを交互に入れるようにしましょう。一日中ずっと難しい科目が続いたり、週の最初の2～3日に大変な科目を詰め込んではいけません。こうなると、疲れて成果が上がらず、途中でやる気がなくなり、学校がいやになってしまいます。やっかいな科目の合間に、楽しいことや好きなことをサンドイッチしておけば、いやな科目やきつい科目ばかりが続くのを避けられます。1日のなかで、難しく大変な作業と、かんたんで楽しい作業を交互にしてスケジュールをうまく組めるようになると、就職したあともきっとうまくいきます。

授業の聞き漏らしをなくし、しっかりと学ぶために

- 重要な講義やミーティングは録音、録画装置を活用し、スマートペ

- 講義に関連した参考資料を先生からもらい、図書館にあるものは積極的に入手しましょう。たとえば、授業で学んでいることを補足する映像や、講義に関連したテーマの講演記録や論文などです。

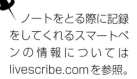
ノートをとる際に記録をしてくれるスマートペンの情報については livescribe.com を参照。

- ADHD症状のためにうまくノートがとれないときは、補助のスタッフに頼んで、授業中にノートをとる手助けをしてもらうこともできます。

- 眠らず、注意散漫にならず、集中力を保つひとつの方法は、なにか活動的なことをすればよいのです。ただ座って聞いているよりも、手を動かしてしっかりとノートをとるほうが注意集中が続きます。ですから、ノートをとる必要がないときでもなるべく先生の言葉をメモするようにして手を動かし続けましょう。

- 試験や退屈な授業の前には運動をしましょう。有酸素運動をすると、そのあとの集中力が改善し、45分から60分間長く集中できます。1日のなかに何度か短時間の運動休憩をとりいれましょう。とくに気が散りやすい課題の前には、しっかりと運動しましょう。わずか3〜5分の運動でも、集中力が上がります。長い講義のあいだに休憩時間があれば、すばやく有酸素運動をしましょう。校舎の外や廊下を速足で歩くだけでもいいのです。

課題

- 手書きより、パソコンをつかいましょう。ADHDがあると、細かい運動を調整しづらいという症状があり、書くスピードが遅く、字が汚くなります。この症状がある場合は、課題を録音して提出することを認めてもらいましょう。相談すれば、特別支援コーディネーターが教員にかけあってくれます。

- 読む課題が多いときは、読解のためのSQ4R法をつかいましょう。以下にかんたんに説明します。
  - S（Scan）：まずはざっと全体に目を通します。どのくらいの量があるのか、全体のおおまかな流れをつかめるように、目次を読み、各章のタイトルや出だしを読みます。
  - Q（Question）：この課題を読んでなにを知りたいかを書き出しておきます。質問のかたちで章の最後に書いてあるものもありますし、先生が課題として問題を設定している場合もあります。
  - 4R：段落をひとつ読み（Read）、大事なところを声に出し（Recite）、ノートに書き出し（wRite）、見直します（Review）。
  - これをすべての段落ごとに行います。これにより、1段落あたり4回見直す（read、recite、write、review）ことができます。さらに、各段落の終わりで4つのステップをふむので、小休憩ができます。上達してきたら、一度に2段落、1ページと、長い文章を読めるようになります。それから大事なところを声に出して読み、書き、見直します。作業記憶に欠点のあるADHDの人にとってはぴったりのやり方です。

試験

- ADHDがある場合、試験のための時間延長を申請したほうがよいのでしょうか？　ADHDの大学生の多くは、特別支援として時間延長を願い出たほうがいいと考えています。しかし、これに関する研究は少なく、明らかなデータもありません。障害があってもなくても、試験の時間を延長してもらえると得ですよね。でも、ただ時間を延長してもらったからといって、ADHDの症状がうまくカバーできるわけではありません。最近は、チェスや将棋の対局時計のように、ボタンを押すと時計が止まるようなやり方、「時計から時間を引いていく（time off the clock）」方法のほうがよいと言われています。試験中にストップウォッチをつかいますが、試験時間そのもの（1～2時間ほど）はほかの学生より長くなるわけではありません。好きなときにいつでも好きなだけストップウォッチを止め、1～2分の短い休憩をとります。立ち上がり、ストレッチをしたり部屋の中や廊下を歩き回ったり、水を飲んだり洗面所に行ったりできます。その後試験にもどって、ストップウォッチをまた動かします。ストップウォッチの表示上で所定の試験時間が終われば試験終了です。ほかの人よりも試験時間全体は長くなりますが、問題を解く時間が長くなるわけではありません。集中を保てる分だけ問題を解き、集中が切れるころにショート・ブレイクをとるというところがポイントです。

- 試験を受けるときは、気が散るものがない部屋で受けます。

健康な学生をめざす

以下の2つを守ることで、健康を保つだけでなく、成績も上げることができます。

1. カフェインとニコチンをとらない。 ADHDがあるとこの2つに対する依存が起こりやすくなります。カフェイン入りの飲み物やタバコをつかって、「自己治療」するわけです。確かに、カフェインとニコチンは刺激物なので、目が覚めて集中しやすく感じられます。でも、ADHDに対しては、カフェインはちがう脳の神経伝達物質に作用してしまいます。通常量以上飲んでしまうと、学校生活をうまく送れません。集中できず、そわそわ、ピリピリしてしまい、しょっちゅうトイレに行かなくてはなりません。カフェインの入った飲み物や市販薬をつかうくらいなら、きちんと病院で処方されたADHDの薬を服用するほうがよいのです。また、ニコチンはADHD症状をある程度やわらげてくれるかもしれませんが、これは中毒性の高い薬物を自己投与するようなものです。肺や心臓疾患、がんのリスクが増すばかりではなく、この化学物質への依存はどんどん強くなります。リスクのない、より効果の高いADHDの薬を代わりにつかいましょう。

2. 定期的に運動する（週に3～4回）。 注意・集中が向上し、健康になり、ストレスが軽減されます。週3～4回、1回につき20～30分程度でも、定期的に運動するのはどんな人にとっても健康によいものです。ADHDがある場合は、症状を軽減するという点でさらに役立ちます。ランニング、サイクリング、ウェイトトレーニング、ダンス、ジムでのトレーニング（ランニング・マシン、エリプティカル・トレーナー、ステア・クライマーなど）、あるいはさまざまなエクササイズを組み合わせてもよいでしょう。ADHDがあるなら、できる限り定期的に運動をする習慣をつけるべきです。

ほかにもこんなことがおすすめです

- 学生仲間と互いに勉強を教えあいましょう。いっしょに勉強をして、ひとりが先生になり、もうひとりが生徒になります。次の回には先生役を交代します。

- しっかりしている人と組んで勉強しましょう。ADHDではない人といっしょに勉強するとひとりでやるよりも集中できます。また、いまなにをやっているか、どこまでやったか、あとはなにをしなくてはならないかを話し合いながらできるので、ADHDの人にはぴったりです。

- 頼みの綱となってくれるようなクラスメイトを見つけましょう。宿題などの大事なことを忘れたときに教えてもらうのです。電話やファックスの番号、メールアドレスを交換しておいて、聞き漏らしたことや忘れてしまったことを確認できるようにします。

- 担当教員のオフィスアワーを活用しましょう。教員はたいてい学生が研究室を自由に訪ねて質問できるような時間を設けています。とくに質問がなくても、この時間に教員を訪ねましょう。うっかり忘れていたことを思い出すきっかけにもなり、また、やる気があるという好印象をもってもらえます。

- 担当教員やアドバイザーと、学習成果をふりかえるための面談をしましょう。3〜6週間ごとに時間をつくってもらいます。だれかに進行状況を聞いてもらうと、よりやる気が保たれます。

第25章

仕事

「わたしはとても活発な子どもでした。お母さんはいつも先生に『娘さんを暇にさせないように』と言われていました。するべきこともないままひとりでいると、とんでもないことをしでかすからです。いまでも長時間座っているのは苦手です。つまらない会議、おもしろくない仕事のときはとくに。とにかく、なにかをしていないとだめなんです。やるべき仕事があっても、それより楽しそうなことがあるとすぐ気が散るんです。気がつくとあっというまに時間がたっていて、仕事は手付かずのまま……」

「ほかの人だったらかんたんにできるようなことでも、わたしは5倍から10倍も努力をしないとできません。1日働くと、疲れきっています。それなのに、普通の人の半分もできません。ほかの人よりもクタクタなのに。わたしはなにか病気なのでしょうか？」

「もう30代半ばになりますが、自分はずっと昔からADD（注意欠如症）不注意優勢型なのではないかと思っています。自分はどこかおかしい、みんなとなにかがちがうとずっと感じてきました。ADHDではないかと考えたこともありますが、そわそわしたり落ち着きがないということはありません。でも、とにかくどんな仕事でも集中できないんです。学校にいるときは、もう少しできるはずだと思うのに、いつも悪い成績しかとれませんでした。だから「自分は頭が悪いんだ」と思ってきました。働くようになってからは、もっと深刻です。ミス

ばかりしてしまうんです（エンジニアなので、こういうミスがあるとケガのリスクもありますし、いつクビになるかわかりません）。指示通りにするのが一苦労で、物をどこに置いたのかいつも忘れ、不注意によるミスの連続です。自分はダメな人間だと感じるようになり、何度かちがう職種の仕事に就いたのですが、やっぱりおなじことのくりかえしで、すっかり自分がいやになりました」

1990年代に行われた、有職の10代を対象としてADHDの影響を調べた研究からは、ADHDによる悪影響はないという結論が出されています。症状は教育を受けるときに問題になるものの、職場ではそれほど問題がないと思われたのでしょう。

いまでは、これがまちがっているとわかっています。冒頭に引用した3番目の人の言葉のように、ADHDは学校よりも職場でもっと深刻な障害となるのです。この研究の問題点は、職種を考慮に入れなかったことです。ADHDの若者の多くは、専門的な技能を必要としない、非正規雇用の仕事に就いています。ゲームセンター、ファストフード店、洗車場でのアルバイトには、注意力、思考、根気が必要とされません。ADHDがあってもとくに問題なくこなせるでしょう。

けれども、ADHDがある人の20代以降の仕事を調べてみると問題が見えてきます。転職が多く、求められた仕事をこなせず、ひとりで仕事ができず、仕事をすべて終わらせることが難しく、上司とトラブルを起こし、解雇される確率が高いのです。

とくに多動が強い場合は、問題がさらに大きくなります。それもそうですよね。学校ではそわそわしたり、落ち着かなくても、「まだ子どもだから」「反抗期だから」と先生たちはある程度大目にみてくれます。でも、ひとたび就職すると、給料を払っている雇用主は、パソコンや担当する機械の前にずっと座っていることを求めます。それができないとサボっているとみなされて、最終的にはクビになってしまいます。

症状の重症度、多動があるかどうか、治療を受けているかによって、

ADHDがどれだけ仕事に影響を及ぼすかは異なります。また、以下のポイントもかかわってきます。

- 職種
- 職場で特別支援、サポートが利用可能か
- 幼少時からADHD症状のためにどの程度社会で必要な技能や知識の習得が妨げられたか

自分に合った仕事を見つける

症状があってもうまくできる可能性が高い仕事を見つけることが大切です。

- ADHDの症状が妨げにならない職種か
- 自分に合った部署か
- 職場の環境はよいか

これから就職する場合でも、すでに仕事に就いている場合でも、この3つをチェックしてみましょう。自分にはなにができるのか、どんなことが仕事の障害になりうるかを把握することがスタート地点です。多動があるのなら、一日中コンピューターの前でじっと座っているような仕事は理想的ではありません。会計士になるのはあきらめたほうがよいかもしれません。だれかに指導監督してもらわなければ短時間の仕事も完遂できないという人は、あちこちをひとりで営業して回るセールスマンやテレコミューター（在宅勤務者）は避けるべきですよね。

けれども、これは絶対条件というよりも「こうしたほうがよいだろう」という程度のものです。ADHDの症状がありながら、理想的とはいえない仕事や分野を選び、うまくこなしている人をたくさん知っています。いったいどうやっているのでしょうか？　その答えは上司のサポートにあ

ります。ADHDの症状があってもうまくできるように、職場環境を整え、仕事の段取りをアレンジする許可をもらい、援助を受けています。そして、熱意をもってステップ4のルールやこの章の作戦のような工夫をこらし、日々スキルを高めているのです。さらには、薬物療法を受けて症状を緩和しています。これは、多動性、衝動性の症状が強いとき、とくに大切なポイントです。

　この章の冒頭に出てきたエンジニアは、自分にいちばん合った職種を選んだのでしょう。文章を読むよりも、物体を理解して操作することが得意だったので、数学と製図を学び、エンジニアの仕事に惹かれたのだと思います。自分が夢中になれる仕事だとわかっていたのでしょう。ADHDのせいで好きなことから離れられないなら、それを仕事にするのはひとつのよい方法です。

　でも残念ながら、このエンジニアは仕事をうまくこなすことができませんでした。仕事をするというのは、その内容だけの問題ではないからです。上司や同僚と上手に付き合っていかなくてはなりません。気が散りやすいので、集中しやすい環境をつくらなくてはいけません。仕事がうまくいくかどうかは、自分にとってどんな状況がハードルとなるのかを把握して、対処できるかどうかにかかっています。職場が特別支援を行ってくれるかどうかというところもポイントかもしれませんが、それ以上に、自己責任として自分が活用できるものをどんどん利用して、ADHDを自分の一部と受け入れ、対処する姿勢が大切なのです。

　冒頭のエンジニアは、会話に集中できず、人付き合いがうまくできませんでした。そのために上司や同僚の協力が得られず、いつもの「バカみたいな失敗」を未然に防いでもらうこともできませんでした。バタバタとして騒々しいオフィスでは集中するのも難しかったことでしょう。つかう物を整理しておくための保管スペースもなく、忘れ物をくりかえしたのでしょう。

　彼はADHDの診断を受けていないので、会社に特別支援を求めることもできず、薬物療法も受けていませんでした。特別支援を受けられないと

しても、自分の特徴を把握していれば、もう少し小さな会社でエンジニアとしての仕事を見つけられたかもしれませんし、もっと静かな職場で働けたかもしれません。防音の効いた個人のワークスペースがあるオフィスを探せたかもしれません。対人的なやりとりを担当してくれるアシスタントかパートナーをつけてくれるような会社で働けたら、コミュニケーションで恥をかかずにすんだかもしれません。

　現実では、求人が少ないときはとくに職場を選ぶような余裕はありません。だからこそ、うまくいくように、できるだけ多くの道を探し出しておくことが重要なのです。どのタイプの仕事だと興味が続き、毎日続けられるのか。どんな環境だと働きやすいのか。どんな手順で仕事を進めれば気が散りにくいのか。どんな人が同僚や上司だと、うまくいくヒントをくれたり手伝ってくれたりするのか。どんな職種に就くとしても、こういったポイントをしっかりと押さえられるように全力を尽くしましょう。ADHDのある人にとって、自分に合った仕事を見つけるというのは、「自分に合った職種・仕事のやり方」＆「環境・サポーター」の組み合わせを見つけるということなのです。片方がとてもよいものであれば、もう片方があまりよくないものであってもカバーすることができます。

　残念ながら、ベストな組み合わせが見つかるまで、多くの人が試行錯誤をくりかえします。早く見つけられないと仕事は苦痛の連続です。できれば、ADHD専門のライフ・コーチかキャリア・カウンセラーに相談しましょう。ライフ・コーチやカウンセラーは、「自分はなにがしたいのか、どんな手助けがほしいのか」を見つけるための手助けをしてくれます。また、適した職種を見つけ、就職面接の訓練をしてくれます。これも、ADHDの人は普通の人に比べて不得手であることが研究から明らかになっています。

職種

　ADHDの人がやりやすく、強みを生かせるような職種があります。以

下にあげたものは、わたしのクライエントがうまくこなせたものです。きっとADHDの人にとって仕事がしやすいものだと思います。

- **自衛隊**——ほかの職種に比べて、職場や仕事内容の構造と規律がはっきりしています。「こうするべき」「これはよくない」という評価がわかりやすく、医療などの福利厚生が充実しています。

- **営業職**——自由に動くことができ、日々新しい環境に出あいます。スケジュールに融通が利き、顧客が次々入れ替わり、人と話す機会も多く、商品に熱意をもってよくしゃべる人が重宝されるので、ADHDの人に向いています。ただし、会社に戻って報告書などの書類仕事を行う際には助けを必要とします。でも、「戦場に出ている」あいだはうまくいきます。

- **MR（医薬情報担当者）**——生物学、看護学、医学、薬学その他の関連分野で学士号以上をもっている人は、営業職に関してあげたものとおなじ理由から、MRがしっくり来る可能性があります。

- **大工、配管工、電気技師、庭師、タイル職人、屋根職人、建築業者**——じっと座って頭をつかうよりも手作業が多く、屋外にいる時間が長い仕事です。仕事をする場所も次々に変わり、お客さんや仕事のチームも変わります。月に1回の給料をもらうのではなく、日払いが多いところも、すぐに成果を手にすることができるという点でADHDに向いています。

- **救急救命士、救急医、警察官、消防士**——これまで述べたほかの仕事とおなじく、この仕事も机に向かって何時間もじっと座って集中し続けるものではありません。アドレナリンが大放出されるような興奮や刺激があり、生命を脅かすような状況さえ起こります。

ADHDがあってもアドレナリンが出るような状況では集中しやすいのです。この職種も、自由に動くことができ、仕事の場がしょっちゅう変わり、いろんな人と関わるものです。これに興奮が加わるので、ADHDの人が自分の強みを生かしやすい職種であるといえるでしょう。これは、ADHDがあると危機への対処に優れているわけではありません。ADHDがあることがそれほど不利にならないのです。なぜなら、そもそも危機的状況というのは、前もって「次にこれが起こるだろうからこうしておこう、これを忘れないようにしよう」と入念に準備しておけるものではないからです。

- **スポーツ関係の職業**——プロの運動選手という選択肢は、ADHDの人も含め、多くの人にとって難しいものです。でも、才能ある運動選手のなかには、ADHDをもつ人もいて、症状が障害にはならないようです。マイケル・フェルプス（水泳選手）、ペイン・スチュワート（プロゴルファー・故人）をはじめとする選手たちは、ADHDでありながら成功を収めています。プロのアスリートは難しいとしても、体育教諭、部活の監督やコーチ、屋外のスポーツセンターの職員、自分の得意なスポーツ種目（サーフィン、スキー、ウィンドサーフィン、ハイキング、登山など）のインストラクター、プロ選手が活動する場所での仕事（ニューヨーク州のホワイト・フェイス・マウンテンやコロラド州のヴェイルでスキーパトロールをする、ビーチで監視・救助員をする、フロリダ州のウィンター・ガーデンでウォータースキーを教える、スポーツジム経営・勤務）など、多くのスポーツ関係の仕事があります。運動公園での勤務もいいですね。スポーツとは言えませんが、国立公園などでのレンジャー（警備員）としての仕事も、ADHDの特性に合った、やりがいのある仕事です。

- **システム・エンジニア／コンピューター技師**——コンピューターの

知識と技能に自信があれば、ADHDの特徴を生かせるでしょう。パソコンのトラブルで困っている人を助けるために、企業、病院、その他さまざまな場所に赴きます。「ヘルプデスク」と呼ばれ、助けを求める電話に応じて、PCのインストール作業やトラブル解決のリクエストに応じます。

- **外食サービス産業**——ADHDがありながら、料理の世界に入り、レストラン、リゾート、カフェテリアなどでシェフとして働いている人がたくさんいます。料理はクリエイティブで、ADHDの症状にあまり影響されないそうです。瞬間的な集中が求められ、次々と新しい工程に移り変わります。材料を活かす創造的な直観が必要であり、長期的計画はいりません。作業記憶に負荷がかからず、なんの成果もないまま長時間の退屈な作業に耐える必要もありません。勤務時間は柔軟なものですし、仕事のペースも、ピークとなる昼・夕食準備の時間とその他の時間で差があります。ピーク時にはほどよいスリルと興奮があるので、集中することができます。

- **自営業**——パン屋を開くにしても、造園業ビジネスやコンピューターコンサルティング・ビジネス、フィットネスの個人指導ビジネスを経営するにしても、これまでにあげた職種に就くにしても、小さな事業を立ち上げるか、個人経営にするほうがADHDの人にとってはやりやすいでしょう。ほかの人と働くよりも自分の都合で時間を調整できます。自分が経営者なので、仕事（あるいは仕事をしていない状況）の成果がすぐに得られます（仕事がなければ、食費や家賃が出せません）。また、日々の職場が変わることで、落ち着きのなさがうまくカバーされます。

- **カメラマン（写真・映像）**——これまでわたしはADHDに関するDVDをつくってきましたし、テレビ番組などにも出演してきまし

た。そのときのスタッフのなかにADHDの人がたくさんいました。この仕事は、毎日環境も仕事のテーマも変わり、短いスパンで休憩が入ります。ADHDがあると、このような変化の多い環境だけでなく、多くの人と次々にかかわるという状況にうまく対処できます。ADHDの特徴である、注意の持続時間が短く、単調で退屈な環境で飽きてしまうこと、何時間、何日という単位や長期間のプロジェクトに粘り強く取り組むのが困難であるという点にうまくフィットしているわけです。

- **俳優、コメディアン、歌手、タレント、音楽家**——衝動的にわき上がる感情を表現することができるうえに、それがステージ上でのカリスマ性、演技、演奏にプラスに働きます。環境も仕事内容も日々変わり、動きは自由で、きちんと整理して長期的な計画にそって仕事をする必要はありません。お客さんがその場で反応を返してくれるので、やる気も続きます。ホーウィー・マンデル（Deal or No Dealというクイズ番組のホストも務めるカナダ人の俳優・コメディアン）はADHDですが、芸能界で成功しています。タイ・ペニントン［訳注：日本の「劇的ビフォーアフター」というテレビ番組によく似た家屋のリフォーム番組Extreme Makeover：Home Editionで活躍したアメリカ人のタレント］もおなじくADHDですが、番組のなかで中心的な役割を果たしていました。

ここにあげたのは、とくにADHDの人に適した職種のうちのほんの一部です。このリストを元にして、自分にぴったりの仕事を見つけてください。でも、職種だけでなく、職場の環境も考慮する必要があります。

職場の環境

- どんな作業をしているときでも、騒音やなにかちょっとでも気にな

るものがあると、集中しづらいですか？　もしそうなら、学校の職員室のような、広い部屋にデスクがずらりと並んだ職場は最悪です。パーティションなどで区切られた小さめのスペースにいくつかのデスクが並んでいるという場合も、隣の同僚の動きで気が散ってしまいます。個人のスペースがしっかりと区切られていれば、横を通る人に気をとられることがありません。できることならば個室が最善でしょう。理想的なのは、人の動きは見えないけれど、仕事の進み具合を報告できる上司や同僚の近くです。個室があるなら、ドアは閉めておきます。だれかが自分のオフィスにたまたま立ち寄ったときは、ドアのところで会います。コーヒーやお菓子をすすめたりせず、いっしょに長いあいだおしゃべりしてしまうことのないようにします。あくまでも礼儀正しく、すぐに用事を聞きましょう。同僚は気が散る大きな要因です。仕事が進まなくなるので、できるだけその要因を小さくしましょう。

- 仕事上、パソコンでメールをつかいますか？　そのときは、仕事の最初に短時間だけ、上司や同僚からの急を要するメッセージを見るためにメールチェックするように決めます。その後はメールソフトを閉じ、昼食時まで、できれば１日の終わりまで、再び開かないようにします。こうすれば、やるべき仕事に集中する時間が長くなります。メールという、もっとも仕事時間を減らしてしまう要因を小さくできます。

- 職場でインターネットできますか？　ポップアップ広告やチャイムなどが気になって、やるべき仕事から集中がそれてしまうことのないように、インターネットブラウザーも閉じておきましょう。仕事に集中したいときは、携帯電話の電源も切って、メールやツイッターをしないようにします。パソコンのメールとおなじように、朝、昼、夕方と携帯電話をチェックする時間を決めておき、緊急の

用件を確認します。大半のメール、とくに携帯メールはいますぐやるべき仕事には関係ないはずです。たいていは仕事に集中できない人が用のないメールを送ってくるのです。

- 整理整頓するためのじゅうぶんなスペースがありますか？　ファイルや仕事用の道具を置くスペースがなければ、必要なものを探すために1日の大半を費やすことになります。

- 時間の経過はわかりやすいでしょうか？　窓がなく、壁掛け時計がなく、時間を知るためのほかの手段がなければ、時間の感覚を失ってしまいます。予定通りに働くため、自分の感覚に頼るのはADHDの人には困難です。体内時計をうまくつかって、時間の流れを把握することができないからです。

仕事の手順

- どのくらい自由度があるのでしょうか？　就職面接のときからもう、その会社は前例や規則を変えられないとわかることもあります。雇用主は仕事のやり方にどれだけ柔軟性を認めてくれるのか、どんな仕事のやり方を期待しているのか、必ず確認しましょう。
    - 「この仕事を仕上げるのにどのくらいの時間をかけてもよいのでしょうか？」
    - 「次のプロジェクトについて、どれくらい前もって知らせてもらえますか？」
    - 「進展について、どのような頻度で報告すればよいですか？」
    - 「報告はどんなかたちですればよろしいでしょうか？」
    - 「1人で作業をすることになりますか？　チームでするのですか？」

「うちはすごく自由ですよ。社員は自分のやりたいように自分のペースで仕事ができます」と言う面接官がいたら、気をつけましょう。上記の質問をすれば、実際にはずっと厳しい職場であることがすぐにわかります。あるいは逆に、詳しく確認しておかないと、働きだしてから「自由」どころか、すべて自分で決めて自分で責任を負わなければならない職場であることがわかるかもしれません。これでは、作業の各段階でだれかに報告したり相談しながら進めるという方法がつかえません。

- 仕事の手順に関して、確立した規則またはガイドラインがありますか？ なにが認められて、なにが認められないかを自分で考えなくていいので、ADHDの人にとってはやりやすくなります。会社がそのような規則やガイドラインを決めていないときは、新人のあいだ優先順位を明確に教えてくれる指導役の人がつくかどうかを尋ねましょう。

- 自発的に動くことを求められていませんか？ ADHDの人にとってこれはかなり難しいので、こういう職場は避けたほうがよいでしょう。自発的に動き始めることはできるけれども、それを継続することができない人は次の項目をチェックしてください。

- やる気が保たれるような報酬を頻繁に受けとれますか？ 多ければ多いほどよいのです。やりがい、感謝される……などではなく、ADHDにとって効果的な報酬は「金を見せろ！ それも定期的に」です。仕事そのものではやる気が起こらず、自分でやる気を高めなくてはならないのであれば、別の仕事を探しましょう。あるいは、自分のやる気を高めるためにご褒美を設定したり、写真やメモなどを貼り出すなど工夫をこらしましょう。

- 仕事時間が決まっていて、遅れると遅刻扱いになりますか？ わた

しの研究では、ADHDの人は出勤時間に正確ではない傾向があり、時間を効率的に管理できないようです。厳密な勤務時間、時間に正確であることが必須の仕事、時間が非常に重要な職種であるなら、悲しい運命が待っているかもしれません。ほかのすべての条件が自分にとってよいものなのでがんばりたいという気持ちがあるときは、自分をうまく戒めるための条件として時間のルールを捉え、時間管理に誠心誠意取り組むのもよいでしょう。

職場の人間関係

- 直属の上司はどんな人でしょうか？
    - 毎日おなじ部屋で顔をつきあわせて働くことになりますか？
    - 顔を合わせず、メールや電話で報告をするのでしょうか？
    - ほとんど会うことなく、ときどき達成目標を伝えるだけでしょうか？

ADHDの人はしっかりと顔を合わせて話をし、相談し、監督してもらう必要があります。上司があまり指導せず、頻繁に報告を聞いてくれないなら、代わりに指導役となってくれる人がいるかどうかを確認しましょう。

- 上司は、ADHDの人にとって必要なアレンジを認めて援助してくれますか？　仕事の手順や環境を自分に合ったものに変えるためには上司の許可が必要なこともあります。もし、上司が「このやり方に従えないのなら仕事をやめるんだな」というタイプであれば、ほかの職場を探したほうがよいでしょう。

- 同僚は協力してくれますか？　それとも敵ばかりでしょうか？　目標達成や売り上げのための過酷な競争があるなかでは難しいかもし

れません。ADHDの人はまわりの人の反応に過敏な傾向があります。足を引っ張り合うようなライバルたちのなかで、負けずに仕事ができるでしょうか？

question 就職面接を受けるとき、ADHDであることを話すべきでしょうか？

職場での特別支援を求めるのであれば話す必要があります。必要なものを手に入れるためには、特別支援を受ける権利を保障している法律を活用することになります。定期的な研修、試験、技能の証明が必要な業種で働くのなら、その際に特別支援が必要になるかもしれません。その場合は、診断書などを提出することが求められます。しかし自分の能力や特徴に適した職場を見つけることができれば、特別支援は必要ありません。そのためにも、就職前にこれまでに述べたような質問をすることが重要になるのです。ADHDであることを伝えなくても、会社と上司が柔軟に対応し、サポートしてくれるのなら、診断名は伏せておくことができるでしょう。ほとんどの人は自分の診断名を公表せずにすむほうを選びます。また、自分自身で症状を最小限に抑えるためにできることをすべてするならば、公表する必要はありません。そのためにも薬物療法が大切なのです。服薬することで症状を抑える、あるいは症状を大幅に軽減できれば、診断名を会社に伝える必要はなくなります。

うまく仕事をこなすための事前準備

うまく仕事をこなすためのツールや事前準備は、学校生活のためのものと似ています。以下に、職場で成果をあげるためにできることをかんたんにまとめました。

> まだ第 24 章を読んでいないときは、学生ではない人にとっても、以下のリストを理解する助けになるので、ぜひ読んでみてください。

- 発達障害者支援法と、職場で利用可能な特別支援を知っておくため、ADHD の支援に関する本を 1 冊は読みましょう。いまは特別支援が必要ではない人も、そのうち活用するべきときがくるかもしれません。

- ステップ 4 の成功のための 8 つのルールに基づく作戦を毎日つかいましょう。仕事に就く前に、その職場で作戦をどんなふうに活かせるか検討しておきましょう。

- 薬物療法について検討しましょう。アルバイトでは問題がなかった場合でも、就職するときには薬物療法が役に立ちます。しっかりとした成果が求められ、責任が増し、仕事内容も大変になります。学校での場合とおなじく、長時間効果が続く徐放性の薬をつかうと、勤務中はしっかりと仕事に集中できます（必要に応じて、即効性のある短時間作用型の薬を 1 回追加してもよいでしょう）。

- 職場で相談できるコーチ役の人を見つけておきましょう。同僚でも、友人でも、理解ある上司でもいいのです。毎日の仕事内容や進度を報告し、相談します。学校の場合とおなじように、1 回に 5 分ずつ、1 日に 2 回会うといいでしょう。そのためにもコーチ役の人がすぐ近くにいるような職場が理想的です。1 回目のミーティングでその日の目標を決め、2 回目のミーティングで達成度について話し合います。

> 　相談できるコーチ役の人を見つけておくことはなによりも大切です。毎日報告し、相談するためだけではありません。コーチ役の人が自分の仕事ぶりを認めてくれれば、ほかの人の耳に入り、協力してくれる人が増えていきます。ですから、コーチ役の人に頼まれたこと、約束したことは優先的に守りましょう。そして日々、小さな感謝の気持ちを伝えるようにしましょう。相手を煩わせないように、仕事に関係のない悩み事を話さないようにしましょう。相談内容は仕事に関係したことだけに限定します（個人的な悩み事はライフ・コーチやカウンセラーに相談できます）。

- 会社の人事部にいる発達障害の担当者と会っておきましょう。ADHDについての書類を見てもらい、必要な特別支援があれば、上司にかけあってもらいます。カウンセリングや薬物療法が必要な場合は、社内の産業医、産業カウンセラーもしくは、会社が提携している臨床心理士、医師（通常は精神科医）に紹介してもらいます。

- 忘れてはならない仕事、目標、締め切り、約束、予約、その他のスケジュールを管理するために役立つツールを準備しておきましょう。
  - システム手帳の１日の行動計画ページ
  - iPhoneのようなスマートフォンやタブレット型端末
  - メモ用紙やノート
  - パソコンや携帯電話のカレンダー機能
  - MotiAider（addwarehouse.com参照）のようなバイブレーション機能のあるアラーム。目標に向かって集中を保てるように、一定の間隔あるいはランダムな間隔で振動するように設定します。

- （上司の許可が得られれば）ミーティングの重要な内容を記録するため、スマートペン・デジタルレコーダー（livescribe.com参照）のような録音機器を準備しましょう。

> システム手帳の活用方法ついては第19章を参照してください。仕事だけではなく、生活のあらゆる面で手帳はとても役に立ちます。ADHDの人にとっては生活必需品だといえるでしょう。

ADHDによって損なわれた力をとりもどす

　この社会は競争主義です。仕事ができなければ、昇給や昇進がないどころか、解雇されるかもしれません。あなたのポストを狙っている人もたくさんいます。夢をかなえたい、人よりうまくなりたい、まわりにすごいと思われたいのが人間です。ADHDがあっても、仕事の世界でトップをとるために、できることはなんでもやってみましょう。

- 仕事に関する情報が得られるかどうか、図書館や情報センターをあたってみましょう。ADHDのせいで鈍ってしまう情報収集力を高めるため、定期的に利用するようにします。勤務時間外にセミナーやワークショップが開かれていれば、積極的に参加します。自主的な勉強会などもよいですね。退屈そうに感じるかもしれませんが、ちがう場所で勉強することはADHDの人にとってプラスになります。

> 体の健康を保ち、仕事で活躍するためのコツは、第24章の241ページを参照。

- 泣きたくなるほど退屈なミーティングでは終始ノートをとりましょう。学校でのいやな気持ちを思い出すかもしれませんが、iPadのような手書き認識アプリの入ったタブレット型端末があれば楽しく

集中できます。記録もとりやすく、みんなの発言をすばやく検索することができます。

- ミーティングやイベントのために大量の資料を読まなければならないときには、SQ4R法をつかいましょう。

  > SQ4R法については第 24 章の 239 ページを参照。

- 長時間座りっぱなしのミーティングや講演などの前には、周辺や廊下を歩き回るか、一言断ってからロビーや近所のコンビニエンス・ストアまで行きましょう。数分でも早歩きをすると、その後 1 時間ほどは集中力が改善します。

職場で味方になってくれる人を見つける

　ステップ 2 で、なぜ ADHD の人はほかの人とよい関係を築きにくいのかを学びましたね。作業記憶の欠陥のために、人の感情が読みとりづらく、ジェスチャーなどの社会的な合図を理解しづらく、社会のルールや習慣を会得することが難しいのです。感情のコントロールが困難なため、強い感情を人にぶつけてしまうこともあります。考えなしに飛び込んだり、話すべきでないときに話したり、衝動的に行動すると、まわりの人を怒らせてしまいます。これまでそんなことの連続だったので、人と接するときにビクビクしてしまい、だれかと仲よくなるのが怖いという気持ちがあるかもしれませんね。職場でも、味方になってくれる人をうまく見つけられずにいるのではないでしょうか。上司とも衝突するかもしれません。でも、職場だけでなくすべての場所で、成功の秘訣は人とうまくかかわるソーシャル・スキルにあるということが明らかになっています。このソーシャル・スキルと、

仕事のスキル、知識、知能、やる気がそろってはじめてうまくいくのです。以下に、同僚から思いやりある支援と協力を引き出すためのスキルを少し紹介します。これをうまくつかうと、職場が快適になるだけでなく、よりテキパキと仕事をこなせるようになるでしょう。

- 新しいソフトウェア、ルールや規則、技術を習得しなくてはならないときは、同僚とペアを組んで交互に講師役をしてみましょう。講師役が新しいマニュアルの1章を読み、説明します。次の章では講師役を交代します。

- チーム制になっていない場合は、自分でチームを結成しましょう。自分にはない技術と関心をもった人と組み、自分のほうがうまくできるものをチームに提供します。チームで動いたほうが早く達成できそうな職場の目標はないでしょうか。

- 困ったときに支援をしてくれる同僚を見つけましょう。自分からその人にもおなじように支援の手を差し出します。出先で大切なデータなどを忘れたことに気づいたら、互いがサポート役になります。職場に秘書やアシスタントがおらず、コンピューター経由では得られない情報が必要になった場合には、このシステムがあると助かります。

- 上司、特別支援の担当者、サポート役の同僚に甘えすぎないように気をつけましょう。あるADHDの人は「人事課の担当者が、会社側にできないことをはっきり伝えてくれるので、できることを伝えてくれるのとおなじくらいに助かる」と言います。限界があらかじめはっきりと示されていたので、「もっとこうしてもらいたい」と会社側に甘えそうになったときも、互

いに限界線を守ることができました。その結果、相手に対する敬意が生まれたのです。

- 年1回あるいは半年に1回の業績会議だけではなく、3〜6週間に1回、自分の仕事上の反省点について上司と話し合う機会を設けましょう。直属の上司ではなく、もっと上の人でもかまいません。業績についてちがう視点から見てくれる人がよいですね。担当者がだれになるかは会社の構造次第です。最初に頼んだ上司が応えてくれるとは限りませんが、上層部の人は「自分の業績について反省したい」という思いに好印象をもってくれることでしょう。

第26章 お金

「すべての引き落としに間に合うように銀行預金の残高を残すとか、交通違反の罰金を払うとか、歯医者に行くとか、そういう日常のこまごまとしたことは苦手です。でも、家賃や光熱費の支払いは期限までになんとか振り込んでいます。すごいでしょう？ 最近は、電気やガスを止められていないんですよ！」

ADHDを抱えていると、お金の問題は常につきまといます。チャンスがあればすぐに衝動買いをしてしまいます。ADHDの人の金銭問題は、浪費しすぎること、光熱費など必要経費の振り込みができないだけでなく、退職後のことを考えていないなど、あらゆる面に及びます。

わたしたちの調査研究で、大人のADHDについて以下のことが明らかになっています。

- 衝動買いが多い
- クレジットカードの請求が高額である
- クレジットの限度額をオーバーする
- 請求書、借金、家賃の支払いが遅れる、あるいはまったく支払わない
- 担保を差し押さえられる
- 信用貸付（クレジット）の格付けが低い
- 貯蓄がない
- 退職後のために貯蓄していない

- 小切手が不渡りになることが多い
- 確定申告の際に控除を受けられる領収書、その他の所得税の還付用の書類を保管していない
- お金を返さないため友人を失う

　ADHDの人はこのうちいくつもあてはまるはずです。最初に出てきた女性の言葉、電気やガスを止められないですんでいるだけでもすごいと言う気持ちもわかるのではないでしょうか。毎日金銭のトラブルがつきものというだけでなく、金銭トラブルに追われて日々が終わることもあります。金銭トラブルに陥るのはかんたん。でも抜け出すのは至難の業です。

　お金はさまざまな手段をつかってADHDの人を罠にはめるのですが、そのすべてにきちんと向き合う気がなければ、「たいしたことない」と考えがちです。衝動買いをして、家賃の支払いを忘れて、貯金もせず、クレジットカードの制限額を無視したとしましょう。ひとつであれば、大丈夫かもしれません。でもADHDの人はこれをすべて同時にやってしまいます。

「新しいiPadは買わないほうがよかった？　でも、前のよりもっとたくさん曲が入れられるんだよ！　絶対買わなくちゃいけないでしょう！」
「Visaカードの引き落とし日は確かに忘れていたけど、でも大丈夫。延滞料を払えばいいだけだよ」
「貯金なんてしなくてもいいんじゃない？　まだ20代なんだし！」

　すべて「たいしたことない」ことはありません。ひとつがまた次の問題を生みます。何度もクレジットカードの限度額を超過し、引き落とし日を忘れ、さらに振り込みが遅れると、信用格付けが落ちます。すると、住宅ローンや車のローンを組むための審査で落ちてしまいます。住宅や車を購入できないと、家賃の支払いが続き、車が老朽化して故障だらけになっ

て、給料が残らず、貯金ができません。そんなとき、自動車事故にあったらどうしますか？　保険の免責分や医療費の自費分を払わなくてはいけないのに、現金が手元になかったら？

　また、お金の問題は人間関係にもひずみをつくります。友人、家族、さらには同僚にお金を借りることになると、自分の問題に他人も巻き込んでしまいます。

　ADHDではなくても、金銭の問題は夫婦、同棲中のパートナー間のケンカの理由でもっとも多いものです。ADHDがあると、お金が原因のケンカは日常茶飯事となり、別れ話にまで発展しかねません。パートナーとのあいだに金銭感覚のちがいがあると、家計のやりくりはかなり難しいものになります。

ADHDがあるとお金の管理が難しいのはなぜか、どうすればよいのか

　ADHDの人はそうしようと思って金銭トラブルを呼び込むわけではありません。「きょうは買い物に行かない！」「インターネットのポップアップ広告で気になるものが出てきても購入ボタンを押さない！」「きょうこそ、いつもの口座から貯金用の口座へお金を移す！」と何度も自分に言い聞かせ、振り込み期日を確認しているはずです。

　なのに、なぜうまくいかないのでしょう？　それはADHDのせいです。さあ、いまこそADHDとお金をしっかりとコントロールするときです。まずは、なぜADHDがあるとお金の管理ができないのかを学びます。その後、どうすれば上手に管理することができるのかを学びましょう。

「心の目」と金銭管理

　ADHDがあると非言語的作業記憶がうまく機能しません。すると、衝

動買いをせずにはいられません。前回、必要もない高価な品を買ってしまってどうなったのかをイメージできません。そして、「お金が貯まってから買おう」というふうに先のことをクリアに思い描くことができないのです。「自分はアンティークのお店に入ると、お金に余裕がないことを忘れて衝動買いをしてしまうから入らないようにしよう」と自覚できません。「心の目」をつかって、過去、未来、自分を見ることができなければ、必要ないものや買う余裕のないものであっても「買いたい！」という衝動を抑えることができないのです。

> 心の目の機能については第9章を、心の目を最大限に活用する方法については第17章を参照。

ステップ4の作戦をつかって、長期的な目標（旅行したいところ、買いたい家や子どものための自転車）の写真をポケットに入れて、なにかを買いたくなるたびに見るのもよいですね。こうすると、心の目の代わりに、衝動買いを抑えるための願望を実際に目で見ることができます。財布を出す前に「うーん、これってほんとうに必要？」と声に出すように練習するのも効果的です。それから、頭のなかで大画面スクリーンの電源を入れて動画を再生します。前回の衝動買いのあと、クレジットカードの請求書を見たときの自分を思い出してみましょう。

「心の声」と金銭管理

ADHDがあると心の目がうまく働きません。そんなときは、心の声の出番です。クレジットカードをつかうとき、前回の衝動買いの結果を映像としてイメージできないときは、自分にインタビューをします。店のなかにいるのであれば、店を出て歩道でやりましょう。ステップ4でも述べましたが、こうすれば「この人、幻聴があるのかしら」と怪訝な顔をされることはありません。「買うのが自分にとってほんとうにいいことだと思いますか？　それとも買わないほうが自分にとっていいことでしょうか？」

と独り言を言っていても、携帯電話で話しているのだと思ってもらえます。

忘れないようにいろいろなツールを準備してもなお、支払いを先延ばしにしてしまう傾向があるのなら、「どうしていますぐ支払う必要があるのでしょうか？」と自分にインタビューをして話し合うべきです。心の声をうまくつかえば、ルールをつくり、それを守れるようになります。出費と貯金についてのルールを決め、ADHDがそのルールを破らせようとするときに自分に言い聞かせましょう。あるいは、メモに書いてクレジットカードに貼り付けておきましょう。

> 心の声の詳細については第9章を参照。
> 心の声のさらなる訓練法については第18章を参照。
> 衝動買いを抑えてお金を貯蓄にまわすときにつかえるツールについては第19章を参照。

振り込みや支払いをしなくてはと思いつつも忘れてしまってできないのであれば、ステップ4でご紹介した作戦、システム手帳やメモを活用してください。

感情とお金の管理

感情に流されてお金をつかいがちですか？　気分がいいといつもみんなにお酒をおごってしまうタイプですか？　落ち込んだとき、「新しい服が必要！」と思うことはありませんか？　大家さんに対して「ムカついたから、家賃の支払いを忘れてやった。思い知らせてやる」と思うことはありませんか？　友達と出かけるとき、財布がさみしいからとクレジットカードでキャッシングしてしまうことはないでしょうか？　どんなとき感情に流されてお金をつかってしまうかに気づいて、コントロールするために、想像力とセルフトークの技をしっかりとつかいこなしましょう。また、規則正しく健康的な生活を心がけましょう。睡眠不足、カフェインやアルコールの過剰摂取、ドラッグ、運動不足、乱れた食生活によって、ストレ

感情のつかい方について
は第9章を参照。
感情をうまくつかって、動機づけを高め、お金の管理をする方法については第20章を参照。

ス耐性は弱くなり、感情のコントロールが困難になります。

　感情はプラスにもつかえることを忘れないでください。請求書の支払いが嫌いですか？　先のことをイメージしましょう。支払いが終わるとスッキリしますよね。そのスッキリした気持ちを感じるためにも、がんばって支払いをすませましょう。もっているお金はすぐにつかいたくなって、なかなか貯金をしようという気持ちになれませんか？　そのときは、もらった給料をきちんと貯金して、休暇をとってカリブ海に旅行するときのことを想像してみてください。どれほど気持ちがいいことでしょう！

「心のなかで組み立てる」方法をつかってお金のプランを立て、問題を解決する

　ADHDではなくても、お金のことは苦手で「銀行家タイプの人におまかせ」という人は多いでしょう。たいしたことではないように聞こえますが、これは「わたしはファイナンシャル・プランがうまく立てられません。予算を組んで、投資を管理できません。返済期限を破って取り立て業者に追い立てられずにすむ方法がわかりません」という意味です。ステップ4で強調されているように、目に見えて手で触れられるかたちで金銭管理しましょう。できるかぎり、絵や写真、グラフや表を利用しましょう。このあと、いくつかのアイデアをご紹介します。しかし、基本的な方法もつかいます。面倒でいやなことだと思い込んでいる金銭管理のためのやるべきことに順番をつけてリストにしましょう。また、家計簿をつけて、お金のつかい方を見直し、悪い習慣を見つけましょう。

「心のなかで組み立てる」方法の詳細については第9章を参照。目で見える、手で触れられるやり方で管理をするコツについては第22章を参照。

お金をコントロールできるようにする

ラッキーなことに、いますぐ、そして未来のためにも役立つツールがたくさんあります。うまくツールをつかえば、衝動買いを抑え、期限内に支払いができるようになります。給料から天引きして積み立て貯金をするように手続きをすれば、毎回給料をすべてつかいきってしまうこともなくなります。

新しいやり方を試してみよう

悪循環を断ち切るためのスタート地点として以下のような方法はどうでしょうか？

- すでに困った状況に陥っているのなら、専門家に相談するところからはじめましょう。区市町村の相談窓口や無料の法律相談日、銀行、クレジット組合［訳注：日本では、公益財団法人日本クレジットカウンセリング協会が無料の相談窓口を設けています］、その他の法的な相談窓口［訳注：日本司法支援センター法テラスや弁護士会などが提供している無料相談など］を有効活用しましょう。債務整理、家計相談、自己破産の手続きのサポートを受けることができます。高額の借金があってどうしていいかわからないとき、あるいは自己破産を考えているときは、まずは上記の相談窓口を利用しましょう。資産を見直し、債務整理をサポートしてもらい、過払い請求ができるかどうかなどをみてもらいます。定期的に相談を受けられるのなら、予算のつかい道について第三者に常にチェックしてもらえるので、ADHDの人にとっては大きな助けになります。

- 配偶者かパートナー、あるいは親にお金の管理をしてもらいましょ

う。ADHDではない人で、自分にとってよい方法を選んでくれると信頼できる人であることが大前提です。お金についてほんとうに困っていてどうすることもできない、自分で支出をコントロールすることもできないというときは、この方法がひとつの解決策です。とりあえずは、借金を返すまで、目標の貯金額に達するまで、というように一定期間だけこの方法を利用するのもよいでしょう。給与が入ったらこの人にすべて預け、日常生活に必要な分だけを現金でもらいます。必要な生活費の支払い、ローン、クレジットカードの支払いが確実にできるように協力してもらいます。家賃、住宅ローン、車のローンのような、忘れたら困るような支払いについては、自動引き落としになるように設定してもらいましょう。

- **毎月の出費を表にして書き出しましょう！** 1年ごとの出費（税金、車両保険、各種保険の年払いなど年に1回だけ払えばよいもの）について1カ月分に割ったうえで加え、毎月の出費がぱっと見てわかるように月々の支払い計画書をつくります。支払いの総額は月収以下になっているでしょうか？ いつでも見ることができるように、食卓の上、洗面所などに貼っておきます。毎月、成り行きまかせで出費を重ねていると、電気やガスを止められるどころか、さらに悲惨な状況が待っています。

  > ➡ スマートフォン向けの家計簿アプリなどもありますが、えんぴつと紙というツールは、安上がりでいつでもどこでもつかえるのでおすすめです！

- **いまから、稼いだ分以上はつかわない生活をはじめましょう！** 毎月、稼いだ分以上の出費をして、クレジットカード、ローンなどの借金をつかってその月をやり過ごす生活はやめましょう。生活費は給与の90％以下に抑えて、残りの10％は貯金にまわします。信頼できる親類、会計士、ファイナンシャルプランナーに相談し、無駄

遣いを見極めてもらい、どうすれば収入の10%を貯金にまわせるか考えましょう。

> 貯金がないときに急に病気や怪我をして、まとまったお金が必要になることがあります。これが原因となって、高額の借金や自己破産につながるケースが多いようです。

- **自動引き落としによる積み立て貯金をはじめましょう。**給与が振り込まれる銀行で積み立て貯金の手続きをして、毎月自動的に給与の10%程度の一定額を定期預金口座に移してもらいましょう。現金をなるべく見ないですむようにすれば、衝動買いのリスクが減ります。緊急時のための貯金も必要です。車の修理費、保険でカバーされない医療費のような予想外の出費のための資金をつくっておきます。そんなことをすると毎月お金が足りなくなってしまうという場合は、無駄な出費がないかどうかを見直しましょう。出費のダイエットをすれば、収入の10%を必ず貯金にまわすことができるはずです。

> 最低でも収入の10%を貯金しないと、「アリとキリギリス」のキリギリスになってしまいます！ 老後ずっと働けるわけではありませんよ！

- **会社の社会健康保険に加入しましょう。**いまの仕事では社会保険に入れないのであれば、社会保険に入れる職場を探すか、国民健康保険に必ず加入しましょう。健康保険に入っていないときに病気になったり怪我をしたりすると、医療費が高額になり、払いきれません。そうなると、すべてを失ってしまいかねません。

- **銀行口座の残高を常に確認しましょう。**適当にこのくらいだろうと推測していてはいけません。口座にいくらお金があるのかよくわからないままだと、クレジットカードをつかいすぎてしまいます。思っていたよりお金が少なかったという状況が重なって、不足を補うためにキャッシングローンなどを利用してしまうことになりま

す。ローンには手数料という名の利息がかかります。また、返済が遅れると遅延損害金として割増利息がかかってしまいますので、気をつけましょう。

- **レシートをすべて保管しましょう。**レシートを捨てずに財布に入れましょう。毎晩レシートを取り出してクリアファイルなどに入れましょう。無駄な出費を見直すためにも、確定申告の際に控除を受けるためにも、ファイルを活用しましょう。

出費を抑える

衝動買いを抑える方法についていくつか先に述べましたが、以下の方法も試してみてください。

- **クレジットカードをつかわず、現金で買い物をしましょう。**どうしても必要なときにだけ、口座から現金を引き出します。無駄遣いをしないですむように、できるだけ持ち歩く現金を少なくしましょう。

- **可能であるなら、クレジットカードやATMカードは持ち歩かないようにしましょう。**店ごとのクレジットカードは解約します。マスターカードやVisaカードのような、どこでもつかえるカードを1枚だけ残して、「緊急時にしかつかわない！」と書いたシールを貼ります。店ごとのカードの未払い分はすべてこの1枚のカードに移し替え、できるだけ早く返済するように努めましょう。

> ➡ クレジットカードをつかってキャッシングローンをしたりリボ払いにしたときの月々の最低返済額は、さらに大きな借金が加わらないものとして、10年間ずっと払い続けることを想定して決められています——10年間ですよ！

- 買うべきものがない限り、ショッピングセンターやデパートには行かないようにしましょう。「ほしいもの」ではなく、「買う必要があるもの」があるときだけ行くのです！　忘れないでくださいね。ADHDの人が避けなくてはいけないのは、すてきなものがよりどりみどりで「買って、買って！」と訴えてくるような場所です。そういうところになるべく行かないようにすると、とてもかんたんに衝動買いを抑えられます。

- 自分の子ども以外には決してお金を貸してはいけません。絶対に。子どもでさえも、なかなか貸したお金は返してくれません。貸すときは教育資金や必需品に限定し、洋服や遊びのためのお金は貸さないようにしましょう。そのお金はまず返ってきません。ほかの人にお金を渡すときは、あげたものとみなしたほうがいいでしょう。結局は返ってこないわけですから。

- ギャンブルは絶対に避けましょう。必ず負けるようにできているのです。お金を儲けようとしてギャンブルをしないこと。友達と遊びでちょっと賭けるときには、ジュース代程度にします。ADHDの人は、ギャンブルの場ではとくに自分を抑えることが困難です。買い物の場合とおなじく、衝動的にお金をつかわずにはいられないような場所は避けましょう。

- 認知行動療法を利用しましょう。これまでご紹介したいろんな方法をつかってもうまくいかないときは、衝動買いをコントロールするための認知行動療法がおすすめです。衝動買いのために後悔ばかりなら、認知行動療法を受けられる心療内科や精神科、開業カウンセラーを訪ねてみましょう。

> **携帯電話が必要なときは……**
>
> 　いちばん安いモデルの携帯電話を買い、インターネットやメールがつかえる契約はせず、通話だけの設定にします。カメラ、インターネット、メール、ツイッターへのアクセスは必要ありません。24時間常にそういったものが必要な人はいません。携帯電話を遊びや暇つぶしのためのツールとしてつかうのをやめます。必要な電話のためだけにつかいます。通話料が一定額を超えると利用が制限されるようなプランがあれば、つかいましょう。iPhoneやブラックベリーなどのスマートフォンは、会社が支給してくれる場合を除いては避けましょう。

クレジット払いをコントロールする

　クレジットカード・ローンの支払いをすべてすませて、カードを1つにしぼり、持ち歩かないという工夫に加え、さらに以下のやり方を試してみましょう。

- 消耗品、衣類、娯楽目的のもの（フラット画面テレビ、iPhoneなど）を買うためにローンを決して組まないこと。住居、必要な車の購入、あるいは合理的な投資のためであれば、よいかもしれません。

- クレジットカードで支払う契約、ローンの契約は、決してひとりでしないこと。

  > 家や車など、買った瞬間に価値が下がるようなものは、必要にならない限り買う必要はありません。

  本当に契約する必要があるのかどうか、信頼できる親族もしくは専門家に必ずみてもらいましょう。

- インターネット上や街頭ですぐにお金を借りられる消費者金融は絶対につかってはいけません！　利息が高く、借金地獄から抜け出せなくなってしまいます。どんな理由があっても近づかないように。

第27章 人との関係

「カップルセラピーに行ったんですが、妻はカウンセラーにこんなふうに言うんです。うちには3人も子どもがいるのに、夫が4人目になっている、そんな夫は必要ないって。だから、セラピーを受けて治らなかったら別れるって言うんです！ ぼくはなにをやっても中途半端で、家中にやりかけのことが散らばっている、期限までにちゃんとできたためしがないって妻は言います。いまでは、お金の管理はすべて妻がしています。ぼくはしょっちゅう毎月の支払いを忘れて、これまで2回も電話と電気を止められてしまったので」

「だれと付き合っても、すぐダメになっちゃうんです。ほかの人はそんなことないのに。彼氏には『天然ちゃん』ってよく言われていました。彼氏がすごく大事なことをわたしに話してくれていても、ぼーっと彼を見るだけだったり空想したりして、話を聞いていないことが多くて。あと、急になにか思いついてぜんぜん関係ないことを話しちゃうんです。すっごく素敵な人と付き合ってて、ずっと大事に付き合っていけたらいいなってお互いに思っていたのに、女友達とバーで飲んでいたときに、そこで初めて会った男の人と一晩過ごしちゃったこともあります。彼氏がその浮気のことを知って、結局別れることになりました。どうして、その場の流れでいつも動いちゃうのか、自分でもわかりません。人がしゃべっているときもちゃんと聞いてあげられないし、すごくいい関係でも自分でダメにしちゃうし。もう自分で自分がほんとうにいやになります」

ADHDは大きなハンデになります。人より長い時間努力を重ねても、おなじようにはできません。やる気に満ち、「きっと大丈夫だ」と自分に言い聞かせても、なかなか昇進できません。いい恋人、友人がほしい、家族といい関係を築きたいと思っているのに、まったくうまくいきません。昔から知っている人も、親友とは呼べず、頼ることもできないただの知人ばかり。ADHDはなによりも、人との絆を損なうのです。

ADHDのために自分をうまく抑えることができず、それが人間関係にどんな悪影響を及ぼすのかについては、心理学者に説明してもらわなくても自覚しているはずです。子どものころから症状があったなら、「変わっている」「いっしょに遊びたくない」と何度も言われて傷ついたことでしょう。まわりの人はかんたんに友達をつくり、家族と楽しい時間を過ごし、配偶者やパートナーとよい関係をもっているのに、なぜ自分はできないんだろうとうらやましく思っていることでしょう。

DSMの診断基準に書かれた症状を読めば、ADHDのせいでどんなふうに誤解されるのか、仲よくなりたいのになぜ逆効果になるような態度をとってしまうのかがわかります。

- 飽きっぽく、ひとつのことを継続することが難しいので、大切な関係を築けそうな人と出会ってもすぐに別れてしまう。
- 会話の最中にすぐ気が散ってしまうので、相手の気分を害しやすい。「わたしと話していてもつまらないんだな」「ぼくのこと嫌いなのか」と誤解される。
- 思いついたことをなんでも発言してしまうので、言ってはいけないことも口にしてしまう。そのために、「無神経な人」「思いやりがない人」だと思われる（相手を傷つけるつもりはなく、ただ会話に熱中していただけなのに）。
- ひどいおしゃべりだと思われ、仲よくしたいと思って近づいても避けられてしまう。

- 最後までやり遂げられないことが多く、「やる気がない」「根気がない」と思われる。症状のためにできないのだと理解してもらえない。
- 手順が多く、複雑な作業を避けていると「面倒くさいからほかの人がやってくれるのを待っているんだろう。自分勝手な人だ」と思われる。

例としてほんの一部をご紹介しました。症状は全部で18項目あります。自己コントロールの3つの症状についても、上の例ではまだふれていません。この3つは、人間関係に大きな影響を及ぼすので、ADHDの人はとくに意識しているはずです。

感情的になって自分を抑えられなくなるとき

ADHDの症状をつくる実行機能の障害のうち、感情をコントロールしづらいという点がとくに多くのトラブルを引き起こします。不注意や多動のような症状はよく知られているので、ADHDによるものだと理解されますが、感情の爆発は症状として理解されません。しかし、ADHDの症状には、ささいなきっかけで激しく怒り、強い欲求不満を感じ、人に敵意を向けるというものがあり、このために対人トラブルが多いことが報告されています。社会から「大人」とみなされるためには、怒りをコントロールし、きちんと自分のなかで欲求不満に対処し、ささいな侮辱を軽くかわし、気分のムラをまわりの人にぶつけないようにしなくてはいけません。感情を爆発させてばかりいると、まわりの人が離れていくのは当然です。

> ADHDの感情統制については第9章を参照。

> 感情をうまく抑えられないと、乱暴者になったり、バカみたいな行動をしたり、メロドラマのような大げさな態度をとってしまいます。でも、いちばん危険なのは怒りをコントロールできないことです。これが人間関係を壊してしまいます。

ADHDのために自分の言動を自覚できない

　ADHDは、自分で「いま自分はどんなことをしているのか」を監視する能力を損ないます。あとで考えると、「あんなふうに怒りをぶつけてしまったけれど、あれは理不尽だったな。相手もいやだっただろうな」とわかります（心の目をつかう訓練をしていれば、とくによく理解できるはずです）。「あんなふうにキレちゃったから、縁を切られたんだな。あんなこと言わなければよかった」と考えることもあるでしょう。でも、あとからこう反省できるからといって、次におなじような場面に出くわしたときにキレてしまうのを防ぐことはできません。反省する力を磨くこともももちろん大切なのですが、感情はとても強力で、意志の力だけではとめられません。脳内の怒りと興奮を鎮めるためにアンガー・マネージメント［訳注：怒りをコントロールするテクニック。訓練によって身につけられる］のスキルをつかいましょう。

> 心の目を研ぎ澄まして自分の言動を自覚するための２つの作戦については、ルール２（第17章）を参照。
> ［訳注：日本で手に入るアンガーマネージメントの本として『軽装版アンガーコントロールトレーニング』（エマ・ウィリアムズ、レベッカ・バーロウ著、壁屋康洋ほか訳、星和書店、2012)、『思春期・青年期版アンガーコントロールトレーニング』（野津春枝著、安保寛明監修、星和書店、2013）がある］

> **information**
> 　ADHDの患者さんたちはよく言います。「自分の言動がまわりにどう思われているか、これまでまったく気づきませんでした。嫌われたり、絶交されたりしてはじめて気づくんです」。ADHDは人付き合いにおける暗黙のルールをこんなふうに破ってしまいます。
>
> - 相手にとってつまらない自分の話ばかりして会話を独占する
> - 相手の話を聞かない
> - みんなが順番を守って参加しているときに、順番を守らない

- 無神経な発言をする
- TPOに合ったマナーを守らない

ADHDのせいで空気が読めない

　人とうまく付き合うためには、「ギブ・アンド・テイク」だけではだめです。「いつはじめていいのか」「いつ変えていいのか」「いつやめていいのか」「どれだけ続けていいのか」を知るため、さらに高度なチェックと調整が必要なのです。人といるときに自分がどんな言動をとるべきかを第三者の目でチェックするには、常に次の3段階を踏んで調整するとよいでしょう。

> 「そこでなにをするか」も大切ですが、場の空気を読んで「いつ入ればいいか」「いつ退出していいか」という非言語的なサインをチェックすることもとても大切です。

1. 表情やジェスチャーがなにを意味するのかを考える
2. 声のトーンから相手の気持ちを推測する
3. それに応じて自分の行動を調整する

　ADHDの人にとっては、実行機能の欠陥のせいでこの3段階はとても難しいものですよね。この3つがうまくいかないと、人とかかわるとき、なにをしてもうまくいきません。職場や学校での問題に加えて、そこでの人付き合いにもトラブルが起こります。長く付き合っていきたい人との関係においても。これから、関係ごとの注意点を詳しくみてみましょう。

恋愛関係、夫婦関係

　章の最初に出てきたふたりの話から、恋愛関係と夫婦関係にADHDがどんな影響を及ぼすかが伝わってきました。一緒に住んでいるパートナーがADHDのために家事や金銭管理ができないとなると、もうひとりに大きな負担がかかります。これがケンカや別れの原因になることは容易に想像がつきます。また、ADHDのために「話を聞いていない」「自分のことしか考えていない」ように見え、相手の気持ちを傷つけることもあります。自分の感情をコントロールできず、パートナーの気持ちがわからなければ、ふたりの関係は長続きしません。実際、わたしたちの研究では、ADHDがあると恋愛関係や夫婦関係がうまくいかないことが示されています。次のインフォメーション・コーナーにその研究の概要をまとめます。

　幼少期からADHDの症状があった人についての結婚、別居、離婚の割合が健常群と比べてどうなのかを示すデータはありません。これはわたしたちの追跡調査の被験者の年齢層が20歳から30歳（全成人の55〜67％がまだ独身である年齢）までにしか及んでいないためであると考えられます。

> **information**
>
> 　わたしたちの研究もふくめて、いくつかの研究から、ADHDの大人の恋愛・夫婦関係は次のようになることが示されています。
>
> - 「よくない」恋愛関係（4〜5倍！）
> - 夫婦関係に問題がある（わたしたちの研究では2倍以上）
> - 浮気をする

ADHDが恋愛・夫婦関係を壊すのを防ぐには

　残念ながら、ADHDが恋愛・夫婦関係を壊すのを防ぐためのよい方法についてはまだ研究されていません。そのため科学的な根拠のある助言はできませんので、調査研究のなかから明らかに推測されることをお伝えします。

- 医師の診断を受け、薬物療法を始めましょう。わたしは日々の臨床のなかで、薬物療法を始めて症状が改善された結果、パートナーとの関係がよくなった人を数多く目にしてきました。

- Gina Peraの著書 *Is It You, Me, or Adult A.D.D.?*（あなたのせい？　わたしのせい？　大人のADDのせい？）（1201 Alarm Press, 2008.未訳）を読みましょう。パートナーがADHDを抱えているカップル向けの本で、いま出版されているなかではいちばんお勧めできるものです。調査研究によって実証されたアドバイスではありませんが、これまでの研究から明らかになったことに相反するようなことは書かれていません。

- ステップ4の作戦を活用しましょう。愛する人といるときはほんとうの自分になれると多くの人が感じています。それは真実でしょう。けれども、それは「最善の自分」でなくてはいけません。しっかりと努力を重ね、次のことを守りましょう。
  - 考えてから発言する、行動する。
  - 相手が傷つくこと、よろこぶことを覚えておく。
  - 誕生日や記念日のような重要な日を忘れない。病院の予約、仕事の締め切りなどを覚えておくためのツールに設定しておく。
  - （きちんと）相手の話を聞く。
  - 思いやりと礼儀、尊敬の気持ちを忘れない。

- 家事を公平に分担する。
- 子どもがいるのであれば、いい親になる（次の節を参照）。

育 児

「親」になるのは、人生において演じる役割のなかでもっともストレスの多いものです。ADHD があると、とくに次のような点で育児がうまくいきません。

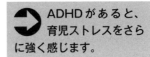
ADHD があると、育児ストレスをさらに強く感じます。

- 親になると、子どものためにもさらに注意して自分の健康管理をしなくてはいけません。子どもには常に親が必要です。
- 親になれば、自分ではなく子どもを最優先にしなくてはいけません。これはかなり大変です。ADHD があると、「いますぐにこれをやりたい！」という衝動になかなか抵抗できません。
- これまで以上に感情をうまく抑えなくてはいけません。なぜなら、小さな子どもは脳の実行機能がまだ未発達なので、自分を抑えられず、どうしても親をイライラさせるからです。
- 子どもは、どうしたいかをうまく自分で伝えられません。親は子どもの気持ちを読み、なにをしてほしいのか、どう声をかけたらよいのか、どんなときに叱るのかを決断しなくてはいけません。先に述べた、高度なチェックスキルと調整スキルが必要です。

これに加えて、子どももまた ADHD であるという可能性も検討しなくてはいけません。

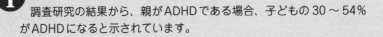
調査研究の結果から、親が ADHD である場合、子どもの 30〜54％ が ADHD になると示されています。

子どもがADHDであれば、ルールを理解して従うことは困難です。お手伝いの約束や宿題を忘れ、思い通りにいかないときや疲れているときにかんしゃくを起こし、家でも外でも行儀よくできません。

わたしたちの研究から、親がADHDである場合、子どもはADHDでなくても、反抗的な態度をとる傾向があることが明らかになりました。

ADHDが遺伝するのなら、子どもをつくらないほうがよいのでしょうか？

ADHDは致命的な疾患でも深刻な障害でもありません。「この病気をもって生まれたら命が短く、一生植物状態です」と言われれば、子どもをつくるのをためらう理由にはなるでしょう。しかし、ADHDはちがいます。一生ずっと苦しみ、なにもかもうまくいかないというわけではありません。ここで、遺伝の確率について考えてみましょう。家族にADHDがみられない場合（遺伝ではなく、早産のような出生前の要因であると考えられる場合）、子どもがADHDである確率は一般とおなじく5〜7.5%です。ですから、絶対に子どもをつくらないと決める必要はありません。

次に、あなたのADHDが遺伝によるものであっても、子どもが必ずADHDになるわけではありません。確率は高くなります。子どもがADHDになる確率は20〜50%です。けれども、これはこの障害を抱えない子どもを授かる可能性も50〜80%あるという意味です。こう考えてみると、子どもがADHDをもたない可能性もかなり大きいことがわかります。

また、子どもが実際にADHDをもって生まれたとしても、ADHDはすべての精神疾患のなかでもっとも治療効果が高い障害です。とくに、早期に診断を受けて治療を始めれば症状はかなりうまくコントロールできま

す。ADHDをもって生きることは、「なにもかもうまくいかず、幸せな人生を送れない」という意味ではありません。ADHDとうまく付き合い、症状をコントロールできれば、充実した生活を送ることができるだけではなく、きちんと仕事をして社会に貢献することができます。もしかすると普通の人以上にすばらしい成果をあげるかもしれません。

ADHDを抱えつつ上手に子育てをするには

- 医師の診察を受け、ADHDを診断してもらい、治療を受けましょう。ADHDのために自分の行動を制御できなければ、子育ては決してうまくいきません。

- 子どもにADHDの兆候がみられたら、あるいは子どもの発達になにか心配なところがあれば、保健センターや小児科で相談し、発達障害の専門医を受診しましょう。診断と治療を受けていないADHDの親が障害を抱えながら、診断も治療も受けていない子どもを育てていれば、子どもが事故でケガをするリスクは高くなります。さらには、親子関係がうまくいかないばかりか、虐待につながる恐れもあります。

> 罪悪感、恐怖、これ以上のストレスを避けたいという願望から、ADHDの親は「自分の子どももADHDかもしれない」という可能性から目をそむける恐れがあります。ADHDではないパートナーやほかの家族の意見を聞くようにしましょう。

> ADHDの親は、ADHDのない親に比べて、子どもの行動をあまりきちんとみていないことがいくつかの研究から示されています。その結果、子どもの事故やケガのリスクが高くなります。ADHDの子どもは、ほかの子どもよりいろんな種類のケガが多いのですが、その理由のひとつに親のADHDがあるのです。

- ADHDがあると、子どもをしっかりと見てあげられない、ほめてあげられないことがあります。子どもとじっくりかかわる時間をとりましょう。その時間を忘れないように、メモを貼ったりアラームをセットしたりしておきましょう。どんな親でもほめそうなことを子どもがしたときには、ほめることを忘れないように、これも目につくところに書いて貼っておきましょう。

- 放課後、週末、夏休みなど、子どもが家や庭にいて、自分しか面倒を見る人がいないときには、15分〜30分ごとにタイマーをセットします。そして、自分のしていることを中断して、子どもがなにをしているか、どこにいるかをチェックします。子どももADHDである場合には、さらに大切です。

- ADHDでありながら親になることがとくに困難なのは、一貫性のある態度をとれないからです。なんでもかんでも「ダメだ！」と言ったかと思うと、次の日にはなんでも「いいよ」と言ってしまいます。子どもがいいことをしたとき、悪いことをしたとき、衝動的にその瞬間に思いついたコメント、指示、命令、叱責などを浴びせてしまうかもしれません。子

> 行動をストップするための作戦については第16章、メモやアラームなどのつかい方については第19章を参照。

もはすっかり混乱してしまいます。家族でルールについてよく話し合って、それを書き出し、家にいるあいだは常に忘れないように貼っておきましょう。どう反応していいかわからないときには、家族で話し合って決めたルール通りに子どもに対応できるように、すぐに反応せず時間稼ぎをしましょう。

- ADHDの親はまた、子どもが問題となる行動をしたとき、子どもと話し合うなどしてうまく解決できないことが多いようです。問題解決の仕方をしっかりと学びましょう。穏やかに問題に取り組むことができれば、子どもによいお手本を見せることができ、子どもとぶつかり合わずにすみます。

  > 問題解決がうまくなるための作戦については第22章を参照。

- 地域の保健センター、教育センターなどの育児相談を活用しましょう（アメリカでは、地域で親のための行動訓練のクラスを利用できます）。また、ADHDに関する本を読みましょう。わたしたちの書いた『反抗的な子も、8ステップでうまくいく』（海輪由香子訳, ヴォイス, 2001）もADHDの子どもを育てるときに役に立つはずです。10代の子どもについては、おなじくわたしたちの *Your Defiant Teen*（反抗的な十代：10ステップでうまくいく）（Guilford Press, 2008. 未訳）を読んでください。ADHDの親自身がきちんと治療を受けていないと、育児相談も役に立ちません。本を読んだり相談に行く前に、まず自分自身のADHDを治療しましょう。

- 子どもといるときにイライラして、ストレスを感じたときは、タイムアウトをとって、しばらく静かな部屋ですごしましょう。

- 毎週、育児から離れる時間をつくりましょう。好きなことをしたり、趣味に打ちこんだり、サークルに参加するのもよいですね。心

のリフレッシュをして、ストレスを解消し、親としてまたがんばれるようにエネルギーを充電してください。どんな親にもこの時間は必要ですが、ADHDの親にとってはとくに大切です。

二人三脚でじょうずに育児をする

ADHDではないほうの親に協力してもらったほうがよいものを以下にあげます。

- 宿題をみる（とくにADHDの親がまだ治療を受けていない場合）。どんな親でも、自分の子どもの勉強をみるときはイライラしてうまくいきません。ADHDの親もまたそうであることはまちがいないでしょう。
- 夜の子どもの世話を1日交代にする。ひとりの親が一日中、あるいは放課後から夜までずっと子どもの世話をし続けることがないようにします。子どもがADHDの場合には、とくに重要です。
- 病院の予約、学校のイベント、締め切りのある学校への提出物など、時間の管理が必要なもの。ADHDがある親は、時間に縛られないこと（洗濯、家の掃除、家と車のメンテナンス、庭の手入れ、子どもの入浴、就寝前の本の読み聞かせなど）を引き受けることで埋め合わせをします。
- 自動車での子どもの送迎（薬物療法を受けている場合は大丈夫です）。
- 子どもが「〜していい？」と聞いたときに許可するかどうかの決断。ADHDがある親は発言すべきでないというわけではありませんが、許可する前にパートナーとよく話し合っておけば、その場の感情で「いいよ」「ダメだ！」と返答してしまわずにすみます。

友人関係

　友達は多いほうですか？　古くからの友達はいますか？　わたしたちが行った大人のADHDに関する大規模な研究から、ADHDがあると新しい友達をつくり、関係を続けることがかなり難しいことが明らかになりました。何人か友人がいても、一般に健常群よりも親友が少ないようです。長く友情が続かないのです。よくあるような意見の食い違いやささいなぶつかり合いを解決できない、怒りなどの感情をコントロールできないために、うまくいかなくなることが多いのです。このために孤立したり、引きこもってしまう人もいます。

> ⓘ ADHDの子どもの少なくとも50％、最大でなんと70％は、小学2〜3年生になるまでに親しい友人ができていないことが研究により明らかになっています。夏の合宿など、新しいグループにADHDの子どもが入ったとき、子どもたちは数分から数時間のうちに、ADHDの子どもを避けるようになります。

　子どものころのこのような傾向は、大人になってもおなじなのでしょうか？　答えはイエスです。ADHDの薬物療法を受け、ステップ4のような工夫と努力を重ね、通常はADHDがあるために獲得できないようなソーシャルスキルを訓練によって身につけない限り、友人関係はうまくいきません。

　それでは、どうすれば人といい関係を結ぶことができるのでしょうか？この章に出てくるアドバイスをすべて実行してみましょう。そしてなにより大事なステップ4のルール8を忘れないように。ユーモアをもって自分のクセを笑い、ADHDのためにうまくいかない部分を克服しようとがんばっていることをまわりの人に伝えましょう。正直さと謙虚さの上にこそ、友情は生まれ、長く続くのです。

第28章

危険な運転、不健康なライフスタイル

「こんなに何度も免許停止になったのは、スピード違反と駐車違反をくりかえしたからだけじゃないんです。もちろん、免停数回分は違反していますけれど。でも、すごく忘れっぽいのと、時間感覚がまったくダメなせいもあるんです。たとえば、車検切れで警察につかまったんですが、罰金を納めないと免停になると言われていたのに、すっかり忘れてしまったんです。それで免停になってしまって、今度は免停中に運転してつかまりました。そして、免停の講習を受けなくちゃいけなかったのに、講習を受けるのを忘れて……。問題は、一度の車検切れのあいだにおなじことを3回もしてしまったことです。それから、免許をとりあげられて、教習所に戻るように命じられました。でも、教習の開始日の日付を間違えて、教習所に行けなくて。裁判所からは、次の授業から出て、地域で清掃ボランティアもするように言われました。でも、清掃ボランティアをやらないまま、無免許で車を運転して、またしても罰金を払うはめになりました。それがなんで警察にばれたかというと、まだ車検を受けていなくって、車検シールの期限が切れていたからなんですよ！　車検切れの違反金を納めなかったからって、4回目の免停になりました……」

「スピード違反？　そんなの当たり前ですよ。飛ばしていないと退屈して運転に集中できませんからね。ゆっくり走ってると、カーステレオをいじったり、友達にメールを打ったり、一度にいくつかのことをやってしまって、運転にあまり集中できなくなるんです。スピード

第28章 危険な運転、不健康なライフスタイル　291

を出せば興奮して、運転だけに集中できるでしょう？」

　ある行為が危険であるかどうかは、結果を見ればわかりますよね。つまり、行為の結果として未来になにが起きるかを考え、危険かどうかを予測するわけです。

　この本を第1章から順に読んでいれば、もうお分かりでしょう。正しい時間感覚がないと、危険性をうまく予測できません。

> ADHDがあると、事前に確率を計算できません。自分がしようとしている行動の結果、どんなことが起こるのかを考えられないのです。

　ADHDの人はまわりから「いつも危なっかしいことをやって楽しんでいる！」と非難されます。でも、「楽しんでいる」わけではないはずです。ADHDの人はリスクを理解して、そのうえで自ら進んで危ないことをしているわけではありません。脳の実行機能に障害があるために、リスクを計算できないのです。それが危ないことであるのかどうかがわからないのです。

> まだ最初のほうを読んでいなければ、ここでステップ2を読んでみましょう。

　先を読むことができず、危険性を予測できないうえに、ADHDのほかの症状も加わるので、こんな問題が生じます。

- 危険な運転
- 事故によるケガ
- 不健康な生活習慣による病気、身体の不調
- 望まない妊娠、性感染症

　研究により、ADHDがあると上記のリスクが高くなることが示されています。交通事故、交通違反、骨折、火傷、望まない妊娠、一夜限りの関係をくりかえし、後悔ばかりしていませんか？　もっと健康的な生活をしたいと思いませんか？「いつも危なっかしいことをして楽しんでい

る！」とまわりから責められる日々をもう終わりにしましょう。

安全運転

　ADHDの人が運転をすると、問題が生じることが多く、また命の危険もあります。ですから、運転についてのリスクからはじめましょう。
　わたしの研究だけではなく、さまざまな研究、警察の交通事故の統計からも、ADHDがあると以下のリスクが高いことが示されています。

- 運転免許証の停止、取り消し
- 無免許運転
- 運転中の追突事故
- 追突事故の加害者になる
- スピード違反、危険運転で取り締まりを受ける

　罰金はとられるけれど、だれにでもあることだとして、ADHDの人はこのくらいでは自分の運転について真剣に考えようとしません。そこで、ADHDの人の運転がどれほど大変な問題につながるかをわかってもらうために、わたしの家族の話をさせてください。以下に引用した記事ではあまり詳しくは伝えられていません。この記事に出てくるロンというのは、わたしの二卵性の双子の兄弟です。ロンの話をすることで多くのADHDの人たちにとってプラスになれば、彼の悲劇的な死とわたしたち家族の悲しみも少しは世のなかのお役に立てるかもしれません。

第28章 危険な運転、不健康なライフスタイル 293

> ### キーンで自動車事故——死者1名
>
> Andrea VanValkenburg 記者
> (ニューヨーク州プラッツバーグ　Press Republican 紙)
> 2006年7月26日
>
> キーン発——月曜の夜、自家用車が堤防に追突し横転。エリザベスタウンの男性が死亡。ロナルド・バークレーさん(56)は午後10時6分ごろ、自家用車でキーンのバートレット・ロードを南下していたが、緩やかなカーブを曲がりそこねて車線からはみだし、堤防に激突したものと考えられる。レイ・ブルックに本部を置く州警察によると……被害者は衝突の際に車から放り出され、車が横転した際に下敷きになった。事故直後に通行人が気づき、地元当局に連絡した。数分以内に州警察とキーン消防隊が現場に到着したが、被害者はその場で死亡が確認された。警察によれば、被害者は事故発生時危険な速度で運転し、シートベルトを締めていなかったとみられている。火曜日にアディロンダック医療センターで検死が行われ、死因は頭部外傷であると断定された。その後、追加情報は出ていない。

　ロンは幼いころからずっと重度のADHDを抱えていました。2006年7月24日月曜日の夜にロンの命は一瞬にして絶たれました。この事故は、ロンのADHDのせいでもあり、またADHDが彼の運転に与えた影響のせいでもあります。飲酒をしてシートベルトを締めず、いろんなことに気をとられながら、危険なスピードで運転したのはまさにADHDのせいです。あの運命の夜に、このすべてが悪いほうへと重なって、56歳という若さでロンの命を奪ったのです。
　ロンは天気のよい夏の夜に、ただ気持ちよく田舎の泥道をオフロード車でドライブしようとしただけなのです。いつものように、この夜もアディ

ロンダック山脈の美しい景色を楽しんでいました。シェフとして10時間働き、92歳になる母と酒を飲み、その後夕食を食べ、買ったばかりの中古のバン（自分で修理したと誇らしげに話していました）に乗り、ドライブを楽しもうと出かけました。もしかしたら、出発前にさらに少しお酒を飲んだのかもしれません。この点は推測するしかないのですが、検死の結果アルコールが検出され、それが衝突と死亡の原因として考えられることが死亡証明書に記載されていました。ほんの数日前、わたしはロンと電話で話したばかりでした。ロンはここ最近でいちばん上機嫌でした。「新しい仕事に就いたんだ。これまでロックバンドでギターとボーカルをしながら、まともとはいえない仕事を転々をしてきたけど、やっときちんとした社会人になったよ！」と喜んでいました。

　ロンは高校1年のとき一度留年して、2年目も留年しそうになり、たった16歳で高校を辞めました。ギター演奏を始め、そのうちロックとブルース演奏でかなりの腕前になりました。その後40年間、東海岸と南カリフォルニアの多くのバンドで演奏しています。だれがどう見ても明らかな才能があり、たくさんのファンがいました。パーティーでは主役になり、いつもふざけて冗談を言い、バカなことをして、まわりの人を楽しませていました。けれども金銭管理と時間管理ができず浪費ばかりしていました。すぐに怒り、衝動的で、どんな仕事でもすぐに飽きてしまいます。1つのバンドで演奏を続けることができず、音楽の仕事がないときには、足りない分のお金を稼ぐためにレストランで料理人をしていました。二度結婚に失敗し、いろんな女性と付き合っては別れていました。若いころからアルコール、煙草、コカインに依存して、薬物の所持や売買で何度か服役もしています。どの仕事も長くは続きませんでした。3人の子どもの父親となったのですが、子どもの世話はほとんどできなかったので、養育権は母親にとられ、あとには養育費の支払いだけが残りました。

　運転についていえば、ロンの運転は若いころからほんとうにひどいものでした。わたしの調査研究やほかの調査研究で特定されたリスク因子のほとんどすべてが、ロンの事故死の要因としてあてはまります。ADHDが

運転にどんな影響を与えるのかわかっていたはずのわたしにとって、彼の死は強力なアイロニーとなりました。最近の研究から、運転というあたりまえの行為に対して、ADHDがとりかえしのつかない損害を与えることが明らかになっていたからです（被害者としても加害者としても）。また、これには薬物療法がすばらしい効果をあげることも同時に明らかになっていたのです（ロンはずっと薬物療法を嫌がって、飲んでも長続きしませんでした）。

10代と成人を対象にした研究から、いずれもADHDが運転に悪影響を与えることが明らかになっていますが、成人においてとくに顕著な障害がみられます。以下にその特徴をあげます。

- 反応時間が遅く、ばらつきがある
- 衝動的なミスが多い
- 運転の仕方にムラがある
- 不注意で、運転中に気が散りやすい
- シートベルトを締めない。走行中に道路状況に集中できず、カーステレオの操作、メールや電話、同乗者との会話に気をとられる
- 割り込みや追い越しをされたときなど、運転中に怒りを感じやすく、怒った場合に攻撃的な運転をする

すべてロンにもあてはまります。

自動車事故でもっとも多い原因は不注意です。ADHDの人が以下のような目に遭いやすい理由は明らかです。

- より大きな事故を起こす（金銭的な被害額・補償額が大きい、負傷が重度）
- 飲酒運転する
- アルコールによって、より運

> ADHDがあると、スピード違反が3倍から5倍増え、駐車違反も多くなります。忍耐力が欠けているので、駐車場を探す手間を惜しみ、衝動的にどこにでも駐車してしまいます。

転能力が低下する

これもすべてロンにあてはまります。
ADHDの人の違反率を見れば、その事故の多さが納得できるかもしれません。

> ADHDがあると、自動車事故のような偶発的な事故で若くして亡くなる可能性が2.5倍も高いのです。

- 免許証の停止／失効：約3倍
- 衝突：約1.5倍
- スピード違反：約3倍
- 交通事故の加害：2倍以上
- スピード違反などで裁判所に出頭した回数：2倍以上

安全運転のために

幸運にも、最近の研究でADHDの薬物治療によって運転能力が改善されることが明らかになっています（刺激薬とアトモキセチン塩酸塩がありますが、この点では刺激薬のほうが有効のようです）。次の点をしっかりと守ってください。

- ADHDが中程度から重度であれば、運転時は必ずADHDの薬を服用しましょう。

- 仕事の一部として乗り物や重機の操作をするのであれば、薬を服用しましょう。

- 重要なのは、朝夕の通勤時間や会議などで帰社時刻が遅くなる場合など、運転する予定の時間帯に、血中に適切なレベルの薬が保たれるように服薬スケジュールを調整することです。徐放性（長時間持

続型）の薬でも、早く飲むと夜までもちません。夕方以降に即効性の薬を追加すれば安心できます。自分と通行人の生命を守りましょう。

- 服薬していないとき、または薬の効果が切れているおそれがあるときには、ほかの人に運転してもらいましょう。プライドは脇において、配偶者、友人など、免許をもっている人に運転席を譲り、自分は助手席や後部座席で景色を楽しむか、音楽を聴いてのんびりしましょう。

- 必ずシートベルトを締めましょう！　出発前にシートベルトを締めることを思い出せるように、ダッシュボードの上やキーを差し込むところに付箋を貼りましょう。ロンは車が軽く横転しただけで、バンから放り出されて自分の車につぶされました。彼のような目にあってほしくありません。

- 運転する予定があるときには、**絶対に**アルコールを摂取しないこと！

- 運転中は携帯電話、スマートフォン、タブレット型端末を遠ざけておきましょう。運転中に気が散る大きな要因であり、衝突リスクが高まります。ADHDの人には、さらに気が散る要因は必要ありません。電話やメールをしなくてはならないときは道路を離れましょう！　運転中は決してしないように。［訳注：日本では、2004年6月に改正公布、同年11月1日施行された道路交通法で、自動車運転中に携帯電話等を使用および注視することに対して罰則が設けられています。］

ADHDの大人の特徴として以下のことが研究から明らかになっています。

- アルコールを摂取していなくても、酒気帯び運転だと誤解されるような運転をする。
- 少量のアルコールの摂取であっても運転能力が低下する。

ケガを避ける

ADHDはときに命を奪います。

自動車事故だけではなく、あらゆる種類の事故を起こしやすく、ケガのリスクが高くなります。多くの研究から、ADHDの子どもは重度の火傷、歩行者と自動車の事故や自転車・バイクと自動車の事故に巻き込まれる、毒物を飲む、骨折、頭部外傷、歯が抜ける・折れる可能性がほかの子どもより高いことが示されています。幼少期からADHDがあると、緊急治療室がおなじみの場所になっているかもしれません。実際、ADHDの子どもが経験する事故はほかの子どもの事故よりも深刻になりがちです。そして、ADHDの子どもの母親の多くが「自分の子どもは事故やケガが多い」と感じています。

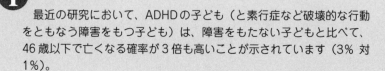
最近の研究において、ADHDの子ども（と素行症など破壊的な行動をともなう障害をもつ子ども）は、障害をもたない子どもと比べて、46歳以下で亡くなる確率が3倍も高いことが示されています（3% 対 1%）。

大人のADHDはどうでしょうか？　よくご存じのとおり、このリスクは成人期にまで続きます。

> わたしの最近の研究やほかの研究から、成人期のADHDについて次のことが明らかになりました。
>
> - 一生涯のあいだに重大な事故を経験する確率：約1.5倍
> - 毒物を誤って摂取する事故の確率：4倍
> - 労災を請求する人が多い

どうすればこのリスクを減らすことができるのでしょうか？

- 衝動性をコントロールしましょう。ADHDがあると、衝動性をうまく抑えられません。ケガのリスクを考えずに、なんでも行動に移してしまいます。ある患者さんがこんな話をしてくれました。「子どものときに、友達といっしょに雪の滑り台をつくったんです。坂道をソリで滑りおりて、交通量の激しい道路を横切ろうって。でも、滑り台が完成すると、ぼくしか実際にやろうとしませんでした。ぼくはソリに乗ったまま車に突っ込んで重傷を負いました」。残念ながら、これとよく似た話はADHDの人の子どものころにとても多いものです。第16章の行動をストップする作戦をつかって、衝動性をコントロールしましょう。

- 薬を服用し、不注意を減らし、気が散らないようにしましょう。ADHDの人は、混雑した道路を自転車で走るとき、歩いて道路を横断するとき、じゅうぶんに注意を払うことができず、事故の可能性を最小限に抑えることができません。ケガや事故のリスクのある活動を始める前、そして実行中に注意力と集中力を保つため、自分に語りかける方法、心のスクリーンにイメージを映し出す方法（第17章、第18章参照）も練習しましょう。

- 「シートベルトをしたほうが安全だと言われているし、法律で決まっているのに、しようとしないのは、反抗期の子どもみたいじゃないか？」と自問してください。ADHDの子どもの65％以上が反抗的な態度をとります。子どものころ反抗的だった人はとくに、社会のルールや法律を無視して平気でいるクセがないか自問してみましょう。

- 不器用で、運動神経があまりよくないことを自覚しましょう。ADHDの子どもは不器用で、運動技能がぎこちないという協調運動障害がみられます。大人になっても、じゅうぶんに発達しないケースもあります。運動神経があまりよくないことを自覚し、ルール8（第23章参照）に従い、ユーモアをもって自分の運動技能を笑い飛ばしましょう。自転車、バイクに乗るときは必ずヘルメットをかぶり、車を運転するときはシートベルトを締め、ランニングをするときは歩道を走りましょう。

性行動のリスク対策

　10代と成人のADHDの性行動についての研究はごくわずかですが、わたしたちの2つの調査研究から次のことが明らかになっています。ADHDがあると平均で1年早く性交を開始し、パートナーの数が多く、避妊することは少なく、結果的に10代での妊娠（父親となる場合もふくむ）が、約10倍も多く、性感染症は4倍になります。27歳（6年後）になるころには、避妊と性感染症の割合は一般人口と等しくなりますが、ADHDの人が子どもをもつ割合は依然として大きいままです。

　ここから、大人のADHDの人たちに助言できることはなんでしょう？この問題に関してどんなアプローチが効果的なのかを研究したものはまだありませんが、お勧めしたいことを以下にあげます。

> 友人であり同僚でもあるEric J. Mash, PhD.と、カルガリー大学（カナダ）での彼の教え子たちが行った研究で、ADHDの妊婦はADHDではない妊婦よりも未婚率が高く、計画外の妊娠である率が高いとわかりました。母親がADHDである場合、出産の前後において不安やうつのリスクが高いことも明らかになりました。出産前、母になることをポジティブにとらえることができず、出産後には育児について苦痛を感じる傾向が強いことが示されています。

- 学校で性教育の授業を受けていなければ、性のリスクについて学びましょう。大きな書店に行けば必ず健康に関するコーナーがあるはずです。性教育についての本を読みましょう。また、インターネットをつかって情報を集めることもできます。性生活を安全なものにするために、性行為、避妊、性感染症などについてしっかりと知識を得るようにしましょう。

- 子どもがほしいとき以外は、常に避妊しましょう！　女性は、毎日ピルを服用すれば避妊することができます。それでも、男性も女性もコンドームを持ち歩いて、必ずつかうようにしましょう。ピルでは性感染症は防げません。熱いセックスの最中にはついつい忘れられることが多いのが残念です。衝動のままに行きずりのセックスをして後悔したことがある人は、産婦人科を受診してモーニングアフターピル（緊急避妊薬）を処方してもらいましょう。事後に服用して妊娠を防ぐ薬です。ある程度の年齢になり、これ以上子どもをつくる予定がないという場合は、男性ではパイプカット、女性では卵管結紮も選択肢として検討してもよいかもしれません。それでも性感染症を避けるためにコンドームをつかうことを忘れないようにしましょう。

- ヒトパピローマウイルスのワクチン接種を受けましょう［訳注：日本では 2013 年から定期接種になりました］。ADHD があると、より多くのパートナーと性的な関係をもつ傾向にあります。女性の子宮頸がんに関しては、家族歴のほかに、性行為のパートナーの数が多いほど罹患率が高くなります。ワクチンは、子宮頸がんのリスクを高めるヒトパピローマウイルス感染症を予防します［訳注：アメリカでは男性にもワクチンが承認されていますが、日本ではまだ承認されていません］。

不健康なライフスタイルを見直す

　ADHD がある場合は、さらに健康的なライフスタイルを心がける必要があります。なぜなら、ADHD があると以下のような傾向が強くなるからです。

- カフェイン、ニコチン、アルコールのような合法的なものだけでなく、ドラッグなどの依存を起こしやすい（第 30 章参照）。
- 運動不足になりがちで、テレビを見る、あるいはゲームをするといった座ったままでの活動が多い。また、不健康な食生活を送り、標準体重をオーバーする。
- 身体や歯の健康を保つための予防ケアを怠りがちなので、疾患を早期に発見することができず、手当てが遅れ、大きな病気につながる。

> 研究から、アメリカ合衆国における死亡の50％は、以下のようなライフスタイルの結果であることが示されています。
>
> 喫煙（19％）
> 食生活、運動習慣（14％）
> 飲酒（5％）
> 銃などの使用（2％）
> 性行動（1％）
> 運転（1％）
> 薬物の不正使用（1％）
>
> カナダでの研究からも、上記のようなライフスタイルを健康的なものに変えれば、寿命以前の死亡の50％が予防できたことが示されています。

　ADHDがつくりだす不健康なライフスタイルは、身体疾患や歯科疾患、とくに冠動脈疾患やがんのリスクを高めます。
　くりかえしになりますが、ADHDが命を奪うこともあるのです。ADHDの症状そのもの、自分を抑えられずコントロールできないという症状によって、寿命が縮んでしまう可能性があります。「こんな行動をしていたら先々こうなる」と考えることができなければ、運動をせず、不健康な食生活をして、カフェイン、煙草、アルコールをとりすぎるようになり、健康的な生活習慣をとり入れる気は起こらないでしょう。
　そして、5因子パーソナリティ・モデルにおいて、パーソナリティをあらわす次元の1つとされるのが勤勉性（conscientiousness）です。衝動を制御する、自分の行為の結果について考える、ゴールに向かって粘り強くがんばるなど、ADHDの症状とは正反対ともいえるものです。この勤勉性というパーソナリティ特性が、健康リスク行動、寿命に関係していることが現在では明らかになっています。

ADHDがあると、生まれもった症状によってこの勤勉性は損なわれています。そのため、医療や健康の専門家の援助が必要となるケースが多いのです。禁煙プログラム、食生活や運動習慣の管理などのかたちでサポートが必要になります。

ADHDによって寿命を縮められないように、(1) ADHDをコントロールするため、(2) 健康的なライフスタイルを確立するため、ありとあらゆる方法をつかって努力しましょう。ADHDは、なにも手当てせず放置する時間が長いほど、大きなトラブルになります。

健康と寿命を守るため、いまからなにを始めたらよいのでしょうか？

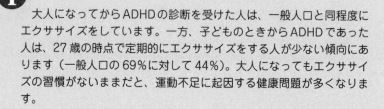

大人になってからADHDの診断を受けた人は、一般人口と同程度にエクササイズをしています。一方、子どものときからADHDであった人は、27歳の時点で定期的にエクササイズをする人が少ない傾向にあります（一般人口の69％に対して44％）。大人になってもエクササイズの習慣がないままだと、運動不足に起因する健康問題が多くなります。

- 前回の健康診断からかなり時間が経っているか、成人してからまったく健康診断を受けていないのであれば、いますぐ健康診断の予約をとりましょう。疾患のリスクをチェックして、発症を予防するためにできることを見つけます。いまなんの不調も感じていないから大丈夫だと思っていてはいけません。気づかないうちに重大な病気が進行していることもあるのです。さまざまな検査数値が正常な値かどうかを確認し、健康を維持するための医師のアドバイスに従いましょう。

- 喫煙している場合は、病院の禁煙プログラムを利用しましょう。

- アルコールを大量に飲みますか？「自分は飲みすぎたりしていない」と飲酒についての問題を否認しているときはとくに、自分の飲酒量を正しく判断できません。もし、まわりの人から「飲みすぎている」と言われるようなら、耳を貸すようにしてください。1日の飲酒量をカレンダーや手帳に記入して、1週間あたりの飲酒量をチェックしてみましょう。以前より増えていませんか？ まわりの人よりも多くはありませんか？ 二日酔いになるほど飲んでいますか？ 翌日の朝は体が重いのではありませんか？ かかりつけの医師に相談しましょう。責められると心配する必要はありません。医師は困っている人を助けるためにいるのです。飲酒問題があるなら、アルコール依存を専門的に治療してくれる病院を紹介してもらいましょう。AA（アルコホーリクス・アノニマス：無名のアルコール依存症者たち）という自助グループが近くにあれば参加してみましょう。

- 薬物についてもアルコールとおなじです。かかりつけ医に相談し、薬物依存を専門的に治療してくれる病院を紹介してもらいましょう。

> ➡ 太りすぎのときは、ADHDの薬を服薬すると体重が減ることが多いので、一石二鳥です。

- 必ず定期的に歯科を受診しましょう。歯科疾患を放置すると、ひどいときはすべての歯を失ってしまいます。部分入れ歯や総入れ歯が必要になるかもしれませんし、もっと大がかりな歯や歯茎の手術を受けなくてはならない場合もあります。歯槽膿漏のリスクも高く、また歯槽膿漏菌が心臓にダメージを与えることが知られており、結果として命を奪うこともあるのです。

- 週に何回か定期的に運動をするようにしましょう。これが健康の秘訣だとわかっていても、すべての人が実行できるわけではありませ

んが、だからといって、しなくてもいいという言い訳にはなりません。定期的に身体を動かすと、ADHDの人はよりうまく症状を管理でき、ありあまるエネルギーと多動性を発散できるというメリットもあります。患者さんたちは、ジョギング、サイクリング、水泳、ほかの有酸素運動、さらには武道も役に立ち、エネルギーを健康的に発散できて、症状が軽くなったと報告しています。

- ADHDの薬物療法を受けましょう。大人のADHDを対象としたわたしたちの研究では、ADHDが未治療で症状が管理されていないとき、身体疾患と歯科疾患のリスクが高くなることが明らかになっています。薬でADHDをコントロールできれば、病気の予防行動をとることができるようになります。

第29章

精神疾患の合併

　自分がADHDであることがわからないまま、ずっとその症状と闘ってきたのであれば、診断が出たことでほっとした人もいるでしょう。理由がわかっただけでなく、治療を受けて症状を緩和することが可能になり、いろんなことがうまくいくチャンスを手に入れられるからです。

　でも、薬物療法を受けても、この本で学んだ作戦をすべてつかってみてもうまくいかなかったら、どうしたらいいのでしょうか？　それでもまだ毎日うまくいかず、苦しい思いが続いたら？　やっぱり仕事も学校もうまくいかず、家族や友達ともケンカばかりだったら？　気分が落ち込み、イライラしてばかりだったら、どうすればいいのでしょうか？

　この場合、ADHDのほかに精神疾患を合併している可能性を考えてください。第1章で、大人のADHDの8割以上が、少なくとももう1つ別の精神疾患を抱えていると述べました。5割以上は少なくともほかに2つの精神疾患があります。15ページにADHDに合併しやすい精神疾患のリストがあります。よくみられるものから順にあげると、次のようになります。

> ADHDのほかにも精神疾患を合併するのは、異常でも救いようがないわけでもありません。大人のADHDのなかで、精神疾患の合併がない人は5人に1人しかいません。

- 反抗挑発症
- 素行症／反社会性パーソナリティ障害
- 物質使用障害群
- 不安症

● うつ病

　研究によって合併率は異なりますので、この順序は絶対的なものではありません。けれども、ADHDをじゅうぶんコントロールしてもなお、生活がうまくいかないときは、このリストのうちのどれかが「犯人」かもしれません。
　以下のページで、これらの病気がどのように見えるのか、本人にとってどんなふうに感じられるのか、どんな治療を受けられるのかをかんたんにまとめます。もちろん、精神科の専門医による診断を受けなければ、上記の精神疾患があると断定することはできません。
　ADHDの診断を受けたときに、なぜ主治医はほかの精神疾患があることに気がつかなかったのでしょうか？　ADHDのアセスメントを行うときには、ほかの精神疾患の合併も調べるのが理想です。けれども、この不完全な世界では、いろんな理由によって、ほかの精神疾患が見えなくなることがあります。患者本人と専門医が「ADHDではないか」と強く疑っていたので、生活歴のなかにあったはずのほかの症状が見過ごされたのかもしれません。あるいは、受診した時点では軽症であったので、診断基準に満たなかった可能性もあります。発達障害の専門医が、ほかの精神疾患については経験不足であったという可能性もあります。また、それに気づいていたとしても、ADHDの治療を優先し、ある程度コントロールできるようになってからほかの病気もあることを伝えてその治療をはじめようと考えていたというケースもあるでしょう。
　精神科医（理想的にはADHDを診断したのとおなじ医師）の診察の予約をとり、ほかの精神疾患について相談しましょう。症状、ADHDの治療を受けてもまだ残っている問題点、生活上困っていることをメモに書いて、うまく説明できるようにしましょう。以下の点について記録していくと、診断の役に立つかもしれません。

- 世の中に対して腹が立って仕方がないことがある……………………………………………………(はい ・ いいえ)
- ほぼ毎日キレてしまう………………………(はい ・ いいえ)
- まわりの人は自分のことを異端児、規則破りの常習犯、反抗的だと思っている……………(はい ・ いいえ)
- 「まちがっている」と言われると、防衛的になって激しい怒りをあらわす………………(はい ・ いいえ)
- クビになった職場の数＿＿＿＿＿＿＿＿＿＿

反抗挑発症

　上の質問に対して「はい」の答えが多い場合、反抗挑発症の可能性があります。服薬し、ADHDの症状が改善したにもかかわらず、まわりとなじめない、「不良」としてみられる、誤解され嫌われる、つまはじきにされる、いじめを受けるという状況が変わらないのは、反抗挑発症（ODD）が原因かもしれません。子どものときにいつもイライラして大人の言うことに反発し、問題ばかり起こしていたのなら、医師の診断を受けていなかったとしても、ODDであった可能性があります。ODDの子どもの約半数は成人期まで症状が持続します。原因はまだ明らかになっていません。脳の実行機能に障害をもったADHDの子どもが、自分にできないことを強要して叱りつける大人にいつも反抗しているうちに、そのパターンが定着するのかもしれません。子どもがADHDの症状を2～3年経験するころには、45～84％がODDの診断基準にあてはまるようになります。ADHDによる感情統制の障害のために、怒りや欲求不満をコントロールできず、その結果ODDになるとする理論もあります。確かに、ADHDがあると怒っぽくなり、我慢できず、欲求不満に耐えられなくなります。ODDの種火となりかねません。やつあたりしたり行動化したり

すると、他者とぶつかることになり、とくに権威ある立場の人と対立します。そのためにODDの大人は解雇されやすいのです。仕事の業績があがらないのは、ADHDが原因であることのほうが多いのですが。

治療：ADHDの薬物療法によって、多くの場合、ODDも改善します。自制心が向上し、感情を統制できるようになるので、社会生活がうまくいくようになり、その結果ODDの症状が緩和すると考えられます。薬物療法のみでは、衝動的な感情を完全には管理できない場合は、精神科や心療内科、保健センターに問い合わせ、怒りをコントロールするためのカウンセリングやアンガー・マネージメントの訓練を受けましょう。あるいは279ページで触れた、『軽装版アンガーコントロールトレーニング』（星和書店）などの本にある、自分でできる怒りのコントロール法を練習してみましょう。また、ADHDの治療のための第1選択薬以外のものが有効な場合もありますので、主治医に相談してみましょう。

- 10代以下で、触法行為、違法行為をしたことがある……………………………………………（はい ・ いいえ）
- 家出をしたことがある………………………………（はい ・ いいえ）
- 無断欠席や深夜徘徊で注意を受けたことがある（はい ・ いいえ）
- 成人以降の犯罪歴がある……………………………（はい ・ いいえ）
- 法律、自治体の条例、規則や決まりを破ったことがある……………………………………………（はい ・ いいえ）
- 勘当されたことがある………………………………（はい ・ いいえ）
- アルコールや薬物を乱用したことがある…………（はい ・ いいえ）
- お酒を飲む席でケンカをしたことがある…………（はい ・ いいえ）
- セクシャルハラスメントや性的な行為で訴えられたことがある……………………………………（はい ・ いいえ）

素行症／反社会性パーソナリティ障害

　上述の質問に対して「はい」と多く答えるような人が本書を読んでいるとは考えにくいのですが、もしいるなら、そして違法行為や触法行為をしたことがあるなら、ADHDの治療を受けてもなお、人生はなかなかうまくいかないことでしょう。まっとうな道に戻って生きるためには時間がかかるうえに、専門家によるカウンセリングも必要です。

　素行症（CD）はODDから一段階進んだものです。10代以下のCDの子どもはただ反抗的なわけではありません。嘘をつき、盗みを働き、ケンカをし、武器を持ち歩き、放火をし、性的な暴行の加害者となります。他者の人権、社会的ルール、法律を侵すのです。成人期のADHDの大多数はCDにあてはまることはありませんが、17〜35％は若いころCDの診断基準にあてはまるような行為をしていたと答えます。成人期のADHDのうち7％か

> 物質使用障害群は、ADHDの大人において決して少ないとは言い切れない数の人にみられます。この障害については、第30章で改めて述べます。

ら44％（研究によって数値に大きなばらつきがあります。わたしの追跡調査ではさらに高い数値が出ています）が、反社会性パーソナリティ障害（ASPD）の診断基準にあてはまります。これは大人のCDともいえるものです。なぜ、このような深刻な障害を発症する人がいるのでしょうか？　ADHDによって自分をとめられず、コントロールできないというのも原因のひとつだと考えられますが、症状ですべてを説明することはできません。なぜなら、ADHDの人の大半はCDやASPDにはならないからです。より大きな原因として考えられるのは、CDの遺伝的リスク、親の薬物乱用、機能不全家族、貧困など社会的弱者としての生活、片親、ネグレクトとADHDが同時にあることです。10代のケースでは、非行仲間との付き合い、薬物を使用する仲間との付き合いがあり、なおかつADHDがあるとき、ASPD発症率が高くなると考えられます。第30章で述べるよう

に、薬物乱用によって反社会的行動は起こりやすくなります。

　治療：ODDの治療のセクションを参照してください。アルコールやドラッグの問題がある場合は、そのための治療を受けましょう。反社会的な行為でつながった仲間は、決して友人ではありません。犯罪などの反社会的な行動をせずにはいられないような環境にいるのなら、そこから抜け出すためのありとあらゆる方法を考えます。趣味で忙しくするのもひとつの方法です。いい仲間を見つけ、ともに社会や自分にとってプラスになる行動にうちこむことが理想的です。

- いやなことをするとき、極度に緊張する………（はい　・　いいえ）
- いつも、起こらないかもしれないようなことについて心配になる……………………………………（はい　・　いいえ）
- 虫、高所、閉所、広場、不潔など、ひどく恐いものがある………………………………………（はい　・　いいえ）
- 人前に出ることや、集まりがあると不安になり、直前になって外出をキャンセルする……………（はい　・　いいえ）
- 人前で話すのがいやだ……………………………（はい　・　いいえ）

不安症

　不安は自覚しにくいものです。「過度な恐怖や心配。非現実的なもの、実際には起こらない物事を恐れ、心配すること」と定義されています。「実際に何度も笑われたりバカにされたりしたことがあるから人との集まりに行きたくないだけ。過度な恐怖ではなく、ちゃんとした理由のあるものだ」と思われるかもしれません。あるいは、「どこまで話したかわからなくなったり、資料を忘れたり、質疑応答の時間に固まってしまったりした経験があって、そのために職場の会議でプレゼンテーションをする前に恐

怖で震えるようになったんだ。ちゃんと筋が通っている」という人もいるでしょう。「これまでに実際にあった大惨事から自分を守ろうとして心配しているんだ」。確かに、その通りかもしれませんが、だからといって不安症ではないということにはなりません。不安症には有効な治療法があります。治療を受けることでずいぶん楽になるのです。ADHDの子どものうち、およそ4分の1に不安症がみられますが、大人ではこの割合が17〜52％にまで上昇します。ウィスコンシン州で行ったADHDの子どもの追跡調査から、大人になってから長くADHDを抱えているほど、不安症を合併する可能性が高くなると示されています。ADHDがあるために家庭や学校、職場で失敗を何度もくりかえしてきたせいだという仮説は妥当なものだと思われます。けれども、この2つの障害のあいだには共通の遺伝的リスクがある可能性もあります。これを明らかにしてくれる研究の成果を待ちましょう。

　治療：効果が実証された薬物療法に加え、認知行動療法をはじめとする心理療法が利用できます。ADHDの治療薬である非刺激性のアトモキセチン塩酸塩は、不安を悪化させないうえに、不安症状そのものに対してもある程度効果があります。主治医と相談し、自分にあった薬をみつけてください。

- 長時間の睡眠をとった後でも、朝起きるのがつらく、体が重い……………………………………………(はい ・ いいえ)
- 落ち込んだ気分の日のほうがそうでない日よりも多い…………………………………………………(はい ・ いいえ)
- イライラしやすく、人にあたってしまう………(はい ・ いいえ)
- 食欲がない／食欲がありすぎる………………(はい ・ いいえ)
- これまで楽しかったことを楽しめない、関心がなくなった………………………………………………(はい ・ いいえ)

うつ病

「はい」が多かった人はうつ病の可能性があります。大人のADHDのうつ病のリスクに関する研究データにはばらつきがあります。ですから、「ADHDの人はこの年齢でうつ病を発症しやすいため、気をつける必要があります」とはいえません。まとめていえば、わたしたちが統制群としてつかった一般人口のサンプルと比べて、ADHDの人には、あるタイプのうつ病のリスクが3倍以上ありました。興味深いことに、ウィスコンシン州での追跡調査研究では、不安とは異なり、子ども時代には28％にみられたうつ病が、27歳時までには18％に減少していました。うつ病とADHDには共通の遺伝的リスクがあることが研究から示唆されています。つまり、家族にどちらか1つの障害があれば、ADHDかうつ病が起こりやすくなります。環境因子もうつ病の発症要因として無視できません。ADHDがあることで、対人関係でのトラブル、ストレス、社会的弱者であること、虐待やいじめが起こり、そのためにうつ病が引き起こされる可能性も考えられます。

治療：不安症とおなじく、抗うつ薬などの効果的な薬物療法があります。また、うつ病に対して治療効果が実証されている認知行動療法を、精神科や心療内科、開業カウンセラーのところで受けることができます。

> ADHDは成人期に双極性障害（躁うつ病）になるリスクが大きいという可能性を示唆する研究がいくつかありますが、わたしの研究も含め、多くの研究ではこのようなエビデンスは明らかになっていません。しかしながら、双極性障害の患者には、ADHDの合併が多くみられます。成人期発症の双極性障害では20〜25％、思春期発症の場合で35〜45％、幼少期の発症の場合では80〜97％にADHDの合併がみられます。

第30章

薬物と犯罪

「10代のときからはじめて、20代になってもまだ、週末になったら自分みたいに刺激とスリルを探しているようなやつらとつるんでいました。飲み屋を何件もはしごして、ベロベロに酔っぱらって、気に食わないやつを見つけてはケンカをふっかけたりして。いったい何回そんなふうにケンカしたか覚えてないくらいですね。飲み屋から追い出されたり、ケガをしたりしましたけど、それでもやっぱりまた週末になるとおなじように飲み屋にくりだすんです。暇だったからっていうのもあるし、気になった女の子にいいところを見せようとしたっていうのもあるし、まあなんにせよ、酔っ払うといつもよりさらに大胆になってバカみたいなことしちゃうんですよね。

あるとき、しこたまビールを飲んで飲み屋を出たら、駐車場にキーをつけっぱなしの車を見つけたんですよ。友達が『この車かっぱらってぶっとばそうぜ！』って言い出して、みんな酔って気が大きくなってたんで『もっと飛ばせ！』ってなって、空き地やゴルフ場に入ってスピンしたり、近所を乗り回したりして、最後には車をぶつけて、窃盗罪で逮捕されました。

でも、高校のときの同級生に会って変わったんです。そいつは昔からいつも落ち着いていてきちんとしたやつでした。自分がカウンセラーとしてボランティアで働いているアルコール依存の治療施設に来いってオレを説得してくれたんです。治療を受けて、すっかりアルコールが抜けてから、オレは地元で消防団員として訓練を受けて、試験にも合格しました。それがきっかけとなって消防隊員として就職す

ることができました。それからカレンと会って、いまの妻ですが、カレンはオレにまっとうな生き方を教えてくれました。彼女のためにもきちんとしたい、禁酒して、ADHDの診断を受けて治療を受けて、もっとちゃんとしたいって思うようになったんです。あのころいっしょにバカばっかりやってたやつらは、いまみんな塀のなかです。まっとうな暮らしをしているのはオレだけなんですよ」

　ADHDをもったまま成長すると、ADHDをもたない人よりも物質乱用のリスクは高くなります。とくにアルコールの問題は顕著です。ADHDの大人の約3分の1もの人がアルコール関連の問題を抱えています。マリファナ、コカインなどの刺激薬、処方薬、催眠鎮痛剤（ヘロイン、モルフィネ、アヘン）も乱用されることはありますが、やや低い割合にとどまっています。

　問題なのは、物質使用障害そのものの特性にADHDが加わると、さらに「自分は問題を抱えている」と自覚できなくなることです。一般の人でさえ、自分に助けがいることを認めるには時間がかかります。ADHDがあると実行機能の障害のために自分の状態をきちんと把握できなくなります。そのために、物質使用障害があることを認め、治療を受けることが、もっと困難になるのです。

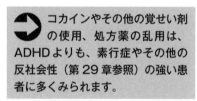
コカインやその他の覚せい剤の使用、処方薬の乱用は、ADHDよりも、素行症やその他の反社会性（第29章参照）の強い患者に多くみられます。

　ADHDの治療を受けたにもかかわらず調子が悪く、自分は物質使用障害の診断基準にあてはまるのではないかと感じている人は、ぜひ本章を読んで、これからどうしたらいいのかを考える際の参考にしてください。

なぜ乱用、依存が起こるのか

　好きなもの、そしてとくに「必要だ」と思い込んでいるものをあきらめるのは、決して心地よい体験とはいえません。過剰なほど、あるいは乱用

レベルまで摂取しているとき、たいてい人はその物質をつかって自分にとってプラスに感じられる効果を得ようとしているという点については、多くの専門家が同意しています。たとえば、アルコールはほとんどの人にとってリラックスと脱抑制をもたらします。気持ちを軽くして、人とたやすく打ち解けることができます。ニコチンとカフェインは疲労時に集中力が必要なとき、脳を刺激してくれます。しかし、このような効果があるからといって、なぜADHDをもつ大人がより物質使用に陥りやすいのか、なぜ自らの健康と幸福を損なうレベルまで乱用するのかという理由は完全には説明されたことになりません。たぶん、依存しつつある物質に対して自分がどんな効果を求めているのかがわかれば、そこから抜け出す第一歩になるのではないでしょうか。それによって健康を保ち、あるいは命をも救うことができるかもしれません。では、アルコールから順にみていきましょう。

アルコール

　アルコールを飲んでもADHDの症状はよくなりません。むしろ、悪化します。1、2杯飲んだだけでも脱抑制が起こります。つまり、より衝動的になってさらに多くのトラブルを起こしてしまうのです。

> 　アルコールを飲んで衝動的になり、ひどく後悔するような決断をしたことはありませんか？　いままででいちばん大変だったものはどんなものでしょうか？
>
> _____
> _____

　では、なぜあなたはアルコールを飲み続けているのでしょう？

ADHDの衝動性の症状そのもののせいかもしれません。あるいは、飲み屋などでのアルコールを介した人付き合いが多ければ、その場に行かないという選択はかなり難しいでしょう。

> 友達と集まるときは、だいたいいつも飲みに行きますか？
> _____
> _____

　この本の最初のほうで、ADHDに自分の人生を支配されないように、環境を変えて、ADHDをコントロールし、人生を自分の手にとりもどす方法がいくつもあるということをお伝えしましたね。友達もまた、環境要因の大部分を占めています。自分にとってよい影響を与えてくれる友達がまわりにいますか？

> お酒を飲むと、考えたくないことを考えなくてすむように感じますか？_____
> _____
> _____

　2、3杯お酒を飲むと、過去の記憶がうまく思い出せなくなり、いまこの瞬間だけに意識が限定されることがよく知られています。多くのADHDをもつ大人がアルコールを飲みたがるのはたぶんこのためでしょう。いやなことを忘れることができるうえに、先のことも悩み事も忘れて、いまこのときだけを生きることができるのですから。
　また、アルコールによって不安が和らぐ人もいます。お酒を飲んで、ふ

だんの不安の種を忘れようとしているわけです。たとえ一時的なものにすぎないとしても。

マリファナ

　アルコールとおなじく、マリファナもまたADHDをもつ人のほうが、そうでない人よりもかなり多く利用します。理由ははっきりとはわかりません。可能性としては、アルコールと類似した作用をもつからだと考えられます。ADHDをもつ人がいやなことを忘れ、いまこのときのことしか考えず、強い不安を軽減できるのではないでしょうか。明らかになっていることとしては、喫煙歴がある人のほうがマリファナを利用しやすいことがあげられます。そして、ADHDがある人のほうが喫煙率は高くなります。そのために、ADHDがある人のほうがマリファナの使用率が高いというデータに結びつくのかもしれません。

タバコ／ニコチン

　タバコを物質使用障害だとみなす人は少ないでしょう。でも、いくつかの理由からタバコもまたドラッグのようなものだと考えられます。第一に、タバコは地球上でもっとも依存性の強い物質だといって差し支えないでしょう。そして第二に、タバコは人類がつくりだした嗜好品のなかでもっとも致死率が高いもののうちのひとつです（肺がん、その他のがんなど）。決して少ないとはいえないADHD人口において、ニコチン依存は尋常でないほど多く、一般人口の約2倍になっています。なぜなのでしょうか？

　ADHDの人は、ニコチンによって自己治療しようとしているのではないかと考える研究者もいます。ニコチンは脳の線条体のドーパミン・トランスポーターに対して、メチルフェニデートとよく似た刺激剤のような作用を及ぼします（ステップ3を参照してください）。つまり、喫煙によっ

てADHDの症状がある程度緩和されるわけです。しかし、ここが重要なのですが、がんのような健康被害のリスクははるかに喫煙の利益を上回ります。とくに、安全で、合法的に処方され、かつ効果の高い刺激薬があるのに、なぜタバコを吸う必要があるのでしょうか？

> **information**
>
> デューク大学のスコット・コリンズ博士らは近年、ADHDと喫煙率に相関関係があることを研究のなかで明らかにしました。15,197名の被験者を思春期から青年期まで追跡調査した結果、ADHDの症状が重いほど、喫煙率が高くなることが示されたのです。とくに、ADHDの症状が1つ増えるごとに喫煙率は高くなります。それだけではなく、10代の子どもにおいて、ADHDの症状が多いほど、早期から喫煙をはじめることも明らかになりました。

> **information**
>
> カフェインもまた刺激物として知られています。となると、ADHDをもつ青年において、そうでない人よりもカフェイン含有飲料をより多く飲む傾向があることも納得がいくでしょう。

> **question**
>
> わたしは子どものころ長期間にわたってリタリンを服用していました。大人になってコカインに依存するようになったのですが、小さいころリタリンを飲んでいたせいじゃないかと言われます。これは事実なのでしょうか？

小さいころからADHDの治療のための刺激薬を処方されて服用していると、大人になってから刺激薬（正式に処方されたもの、あるいは違法な刺激薬）を乱用したり依存したりするようになると誤解している人がいます。わたしは、ニコチン、コカイン、クラック、メタンフェタミンなどの

刺激薬への依存、乱用と、正式に処方された刺激薬の服用のあいだに関係があるのかを研究した多くの論文を調べ、その結果をまとめました。少なくとも16の研究が行われ、そのすべてにおいて、小児期の刺激薬の処方とドラッグやニコチンへの依存に相関関係がなかったことが示されました。1件だけ、その2つには関係があるという結果を示した研究がありましたが、じゅうぶんな分析がなされているとはいいがたく、偽陽性の相関関係が示されたのではないかと考えられます。ですから、大多数の研究結果が、処方薬を飲んでもドラッグに依存するリスクが大きくなるわけではないことを示しているのです。むしろ、わたし自身の研究を含むいくつかの調査研究から、小児期に刺激薬を服用し、ADHDの治療を受けた人は、小児期から青年期にかけてドラッグを乱用するリスクが小さくなることが示されています。しかし、その相関関係はかなり弱いものであり、研究間においても一貫したデータは示されていません。ですから、早期の治療がドラッグ乱用のリスクを下げるとは言い切れません。しかし、これは断言できます。早期の刺激薬服用によるADHDの治療がドラッグ乱用のリスクを高めることはありません。

コカインへの依存については別の理由があるのかもしれません。さらに本章を読みすすめてください。

コカイン、その他の習慣性のある薬物

コカインやメタンフェタミンのような違法なドラッグ、処方薬はいずれも刺激薬なので、ニコチンとおなじように自己治療の試みとして乱用されている可能性があります。まったくもって、まちがった選択です！　ドラッグそのものも、それに依存することも、文字通り命を縮めるものです。

安全で合法的な薬を処方してもらえるというのに、なぜ違法で命を脅かすようなドラッグを選ぶのでしょうか？

> 反社会的な行為をしていると物質使用につながりやすく、物質使用があると反社会的行為にはしりやすくなります。

前にも述べましたが、ADHDよりも、素行症、反社会性パーソナリティ障害において、ドラッグの使用が多くみられます。過度に刺激性のある物質を摂取している、あるいは違法な物質を使用、乱用している10代から青年期のADHD患者において、反社会的行為、犯罪行為がより多くみられることが研究において明らかに示されています。

たとえばクラックを日常的に使用しているとします。どうやってこの高価なドラッグを入手するのでしょうか？　強盗や盗難によってドラッグのためのお金をつくろうとするかもしれません。アルコールを飲みすぎるならば、頻繁にケンカをするのではないでしょうか。どちらの場合でも、武器を持ち歩いて使用する可能性が高くなります。また、盗難や傷害行為といった犯罪行為に手を染める場合、おなじような傾向のある人といっしょに組んでやることが多いはずです。そういう人はドラッグを使用していることが多く、組んだ相手にもそうするようにすすめます。

ドラッグと反社会的行為、犯罪行為を結びつけるものがもうひとつあります。それは衝動性です。研究によると、衝動性が高いほど、ちょっとけしかけられたりほのめかされただけで、違法ドラッグに手を出してしまうことが示されています。おなじく、衝動性が高いほど、違法行為（犯罪）に手を染める率が高くなります。衝動的であるということは、行為の後先を考えないということであり、ちょっと魔が差して、あるいは挑戦的になって不法侵入のような犯罪行為にはしってしまうのです。

また、時間のあるときいっしょに過ごすグループも要因のひとつとしてあげられます。飲酒とおなじく、違法行為にはしりがちな人たちといっしょに過ごしていると影響を受け、おなじ行動をしがちです。ギャングはこのような負の社会的影響を及ぼしあうグループの典型例です。もちろん、ギャングのように組織だった集団でなければ悪い影響を与えられないというわけではありません。とくにADHDによって常に悪いほうにそそのかされているも同然のときは。反社会的で、ドラッグをやっているような友達が2、3人いればそれでもうじゅうぶんです。

わたしたちの研究からもうひとつ、犯罪率を上げる要因が明らかになっ

ています。それは教育歴の低さです。ADHDがあり、じゅうぶんな教育を受けていない場合、とくに高校を卒業していない場合、高卒以上の学歴をもつADHDの人に比べて反社会的な行為にはしる可能性は高くなります。

　最後に、さらにもうひとつの要因として、ADHD症状の重さと持続性（小児期から青年期にかけて持続している場合）があげられます。これまでの要因に比べると少ない影響ではありますが、それでも成人後の犯罪率に寄与する要因になっています。

> 北米でのわたしの研究において、ADHDのある人のなかでもっとも多い犯罪は違法ドラッグの所持、使用、販売、ドラッグを買うための窃盗です。ADHDをもつ人のうち、少なくとも4人に1人は成人後ドラッグを使用し、物質依存の問題を抱えています。
> そのうちの1人になりたいですか？

ドラッグの罠に陥らないために、抜け出すために

- ADHDの成人において少なからぬ数を占める物質使用障害の人（20〜30%）には、ドラッグ離脱とリハビリのためのプログラムが必要でしょう。ADHDがありながらドラッグを使用していると、症状が悪化し、ほかの精神疾患を発症する可能性もあるため、ADHDの治療そのものが難しくなります。ADHDの治療をしているけれどもなかなか効果が感じられないという人は、まず最初に物質使用障害を治すためのプログラムを受けてみましょう。あるいは、せめてADHDの治療と同時に受けてみましょう。

- 何歳になってからでも遅くありません。ADHDの薬物療法を積極的に受けることが必要不可欠です。

- 人生を台無しにしかねないようなことばかりしてしまうような環境にいるのなら、環境そのものを変えるべきです。新しい友達を見つけましょう（アルコール依存のための自助グループAAのような12ステップ・プログラムが効果的なのはこのためです。依存物質から離れて新しい人生をはじめるために、新しい人間関係を築くことができるのです）。お酒を飲む場に集まること以外の趣味や楽しみを見つけましょう。

- 教育を受けましょう。ADHDによって中退してしまったのなら、いまが学校に戻るチャンスです。よい教育を受けると、よい職業に就ける可能性が大きくなります。まっとうな人生を送る可能性につながるだけでなく、社会の底辺の暮らしから抜け出すきっかけも生まれるのです。

物質使用と犯罪行為——どんなささいなものであっても——は、大人のADHD患者にとって大きな落とし穴です。いまここできっぱりと背を向けて、価値ある自分にふさわしい人生をスタートしましょう！

付　録

ADHDの症状についてさらに詳しく知ろう

医療機関でつかわれるADHDの診断基準

　第1章でADHDの9つの症状リストをご紹介しました。これはわたしたちが行った調査研究から明らかになった、大人のADHDを診断するうえでもっとも正確な症状リストです。しかし、医療機関などでは標準的なADHDの診断基準としてアメリカ精神医学会によるDSM（Diagnostic and Statistical Manual of Mental Disorders）がつかわれています［訳注：原著ではDSM-Ⅳ-TRが掲載されていますが、2013年にDSM-5が出版されたため、ここでは割愛しました。DSM-5の診断基準については、日本語版（『DSM-5 精神疾患の診断・統計マニュアル』医学書院, 2014）が出版されていますので、そちらをご参照ください］。

大人のADHDによくみられる症状

　自分がADHDにあてはまるかどうかを確認するには、以下の症状が自分にあるかどうかをチェックしてみてください。

症状	ADHDの大人(%)	一般の大人(%)
1. 待つことが耐え難い；せっかち	75	5
2. 衝動的に決断する	79	3
3. なにかあったとき、なにか言われたとき、自分の反応を抑えられない	61	2
4. 自分の行動をとめなくてはいけないときにとめるのが難しい	72	2
5. 失敗やまちがいを指摘されても自分の行動をなかなか変えられない	68	4
6. 集中しなくてはいけないときに、ちょっとしたことを思いついてすぐに気が散る	96	3
7. 集中しなくてはいけないときに、ぼんやり考え事をしがち	89	8
8. やるべきことをギリギリの時間までやらない、ぐずぐずと引き伸ばす	94	27
9. 思いついたことをすぐに口にしてしまう	56	3
10. 仕事で手抜きをしたり、早くすませようとして、するべきことを全部やらない	65	6
11. 退屈だったり難しすぎたりすると、仕事を途中でやめてしまう	58	5
12. 最終的な目標に向かって、楽しみを我慢して先にとっておくことができない	69	2
13. 後先考えずに行動してしまう	60	1
14. 気まぐれで、あるいはギリギリになって思いつきで計画を変更する	72	9
15. 説明書きや注意事項をしっかり読むことなく、聞くことなくやりはじめてしまう	89	11
16. 時間感覚が乏しい	63	3
17. 時間を無駄にする、うまく管理できない	86	5
18. 関連した過去の経験を思い出して、反省を踏まえて行動することができない	44	1

症状	ADHDの大人(%)	一般の大人(%)
19. 同世代の人と比べて、先のことをあまりよく考えていない	47	8
20. やるべきことに対してじゅうぶんな準備をしない	58	1
21. 締め切りを守れない	65	1
22. 前もって計画したり準備することが難しい	81	6
23. やるべきことを忘れてしまう	82	5
24. 暗算が苦手	55	14
25. 通常レベルの読解ができない。何度もおなじ文章を読み返さないと意味がうまく理解できない	81	12
26. ちょっと前に聞いたこと、読んだことを覚えていられない	77	12
27. 自分で決めた目標を達成することができない	84	7
28. 仕事や約束に遅刻する	55	5
29. 自分の考えをすっきりとまとめられない	75	2
30. 自分の言ったこと、したことを自覚していない	39	1
31. やらなくてはいけないことをすぐに忘れてしまう	83	7
32. 自分に悪影響を与えかねないものについて冷静に客観的に見ることができない	64	5
33. 状況や問題を第三者の視点でとらえることが難しい	48	6
34. いま自分がやっていることの目的やゴールを途中で忘れてしまう	51	1
35. 人に話しているときに、伝えようとしていた要点がわからなくなる	75	2
36. 複雑なことを指示されると、きちんと覚えていられないので、指示通りにすることができない	53	1
37. 仕事で細部にしっかりと注意を払うことができない	60	1
38. いくつかのことを同時並行してうまくやれない	68	8
39. 締め切りギリギリにならないとやり遂げられない	89	6

症状	ADHDの大人(%)	一般の大人(%)
40. いつも以上に考えなくてはならないような課題や仕事は好きではない	60	2
41. どのくらい時間がかかりそうかをうまく見積もることができない	72	6
42. やる気がなかなか出なくて、いつもぐずぐずする	80	6
43. すぐにカッとなる、機嫌が悪くなる	63	7
44. イライラしやすい	86	8
45. 感情的になりやすい	68	6
46. やる気が長続きせず、おなじことを最後までなかなかやり続けられない	84	4
47. つまらないと感じるとすぐに嫌気が差す	96	13
48. 仕事に対してやる気をもてない	60	4
49. 退屈するとすぐに眠くなったりぼんやりしてしまう	86	11
50. 自分のまわりで起こっていることにすぐに気をとられる	70	15
51. やらなくてはならないとわかっていることでも、前もって準備する気になれない	80	4
52. 読むこと、書類仕事、講義、仕事などに集中し続けることができない	91	7
53. すぐに飽きる	81	9
54. 「やる気がない」「すぐサボる」とまわりに言われる	57	2
55. やるべきことをやり遂げるためにまわりの人の手助けがいる	44	2
56. すぐに終わることやすぐに給料が支払われるようなことでなければ、なかなかやり遂げられない	70	2
57. 1つのことをやり終える前に新しいことをやり始めてしまう	87	7
58. 仕事中に、ほかのおもしろそうなことをやりたい気持ちを抑えるのが難しい	87	5
59. 親しい関係を長続きさせることができない	46	5

症状	ADHDの大人 (%)	一般の大人 (%)
60. 仕事の出来にばらつきがある	70	2
61. 先のことについてあまり心配していない	46	10
62. 行動する前によく考えたり自問したりしない	48	4
63. 指導者の監視のもと、あるいは頻繁に指示されなければ、人並みに仕事ができない	40	2
64. 自分でやると決めたことができない	81	5
65. 約束を守れない	68	3
66. 自分に甘い	81	5
67. ストレスを感じているとき、または問題が発生したとき、正しい判断ができない	51	1
68. その場のルールに従うことができない	61	4
69. 態度や行動が頑なで柔軟性に欠ける。自分のやり方にこだわる	53	16
70. 考えをまとめられない	80	4
71. 言いたいことをうまく言葉にできない	70	6
72. 解決方法をいくつも考え出すことができない	37	5
73. 人に説明しようとすると、どう言っていいのかわからなくなることが多い	58	5
74. 自分の考えを文章にしようとすると、普通の人以上に時間がかかる	58	6
75. 自分とおなじような知的レベルの人と比べて創造性や発想力に乏しい	27	13
76. 目標を達成するためにいろいろな方法を考えることができない	41	5
77. 新しいことや複雑なことを身につけようとするとき、普通の人よりも時間がかかる	56	4
78. 順番通りに説明できない	67	1
79. 要点をまとめて話せない	75	9
80. 正しい順序や手順に従うことができない	76	3

症状	ADHDの大人(%)	一般の大人(%)
81. 想定外の出来事に対して普通の人のようにすばやくちゃんとした反応ができない	37	3
82. 不器用、運動音痴	30	6
83. 字がきたない	63	21
84. 優先順位をうまくつけられない	84	4
85. 予想外のことが起こると反応が鈍い	37	5
86. 真剣にするべき場でついふざけてしまう	58	4
87. 行ったことのある場所、自分がしたことなどについて、あまりよく覚えていない	62	14
88. 事故を起こしやすい	35	3
89. 自動車やバイクなどでスピードを出しすぎる	67	13
90. 金銭管理がうまくできない	73	8
91. 子どものころのことをあまりよく覚えていない	54	25

出典：*ADHD in Adults: What the Science Says* by Russell A. Barkley, Kevin R. Murphy, and Mariellen Fischer（Guilford Press, 2008）.

付　記

科学的データの出典

　本書に記載された事実、数字、推薦事項は、この一世紀間に実施された何千何万もの調査研究に基づいています。けれども、この本で報告されている最新の知見の多くは、国立精神衛生研究所（National Institute of Mental Health）から資金提供を受け、わたしと同僚が行った2つの最近の研究から明らかになったものです。

- ひとつは、ADHDの子どもを成人期に至るまで追跡調査したものです。この研究で、ADHD症状が成長後も持続すること、成長によってADHD症状がどのように変化するかについて、多くのことがわかりました。

- もうひとつの研究はわたしたちのクリニックを受診し、ADHDと診断された成人を対象としたものです。このグループを、ほかの2つの成人グループと比較しました。ADHD以外の精神疾患で治療を受けているグループ、そして健常群の成人グループです。この研究から、ADHDが実際にどのような障害であるのか、成人の場合生活のなかでとくにどのような困難が生じるのかという点について多くのことが明らかになりました。

訳者あとがき

　高校や専門学校でスクールカウンセラーをしていると、いろんな生徒に出会います。テスト直前に「行きたくなったから」と友達と県外に泊まりで遊びに行ってしまう子、「してはいけない理由がわからないから」「どうしてもしたいから」と規則を破る子、あと数日で留年になってしまうと言われているのに、「きょうは行きたい気分じゃなかったから」と学校を休んでしまう子、やればできる子なのに、遅刻を繰り返し、補習を無断で休み、授業中はぼんやりして勉強をしない子……。

　みんな頭のいい子たちばかりです。IQが高く、家族関係もよく、悪気もなく、先生や親を困らせたいわけでもありません。でも、「やる気がない、甘えている、何度注意してもわかろうとしない」とくりかえし叱責され、留年し、退学してしまいます。大人のADHDは子どもほど多動が目立たず、自覚もできず、まわりにも気づかれないことが多く、こんなふうに「本人のやる気、意思、性格のせい」と誤解されています。

　ADHDがあると、先を見通して自分の損得を考えることができません。これは大人にとって大変なことです。「いまやりたい！」「こんなのやりたくない、めんどうくさい」というだれもがもつ気持ちに引っ張られて、やるべきことができないからです。いやなことを我慢して、少し先の目標に向かってがんばることが難しいのです。

　本人たちも大変です。いつもがっかりされ、怒られ、あきれられてばかり。問題がわからないわけではない、やろうと思えばできるのにやる気になれない。すぐに気が散って別のことをやってしまう。楽しいことがあると気をとられて、やるべきことをすっかり忘れてしまう……。やるべきこと、やりたいことをなにもやり遂げることができず、自分がイヤになる毎日です。

ADHDの人はわざとそうしているわけではありません。本人のせいではなく、「自分をとめられない、待てない」「脳の備忘録のスペースが小さく、メモしたこともすぐに消去される（作業記憶が弱い）」「わかっていることを適切なタイミングで実行できない」という脳の実行機能の障害です。

　本書では、大人のADHDの専門家が、この実行機能の障害をコントロールし、自己嫌悪の毎日から抜け出すためのテクニックを惜しみなく紹介しています。適切な治療の受け方、薬物療法、正しい情報の見つけ方にはじまり、実際にADHDをコントロールするための８つのルール、職場や学校、人間関係などの実際の場面でうまく生活するための具体的なテクニックをわかりやすく説明しています。

　ADHDはコントロール可能な障害なのです！　「こんな性格だから」「自分はダメな人間だから」「がんばってもどうせ無理だから」とあきらめる必要はありません。本書を読み、薬物療法の力を借り、テクニックを身につければ、ADHDをコントロールして自分の本来もっている能力をじゅうぶんに生かすことができます。自信をとりもどし、学校や仕事で生き生きと活躍することができます。本書はそれを全力でサポートしてくれる専門家の思いやりがつまった本なのです。

　この本は、第１子妊娠中から翻訳を開始し、子育てしながらiPadで作業を進め、その子が２歳となって第２子妊娠中に校正作業を行いました。妊娠中は、なかなか集中できず、ぼんやりおっとりしてすぐに気が散ってしまい、ずるずると先延ばしにするばかりの毎日でした。第１子が生まれたあとは、脳のぼんやりおっとり状態がなくなり、「寝ているすきに！」と定期的に泣く赤ちゃんタイマーの助けを借りて、集中して取り組むことができました。本書の翻訳はまさに愛する子どもたち、そして家族のサポートの上に成り立っています。ほんとうにありがとう！

　本書の第24章から第29章は黒澤麻美さんに下訳していただきました。迅速かつ正確でわかりやすい訳をいただき、勉強になるとともに、とても

助けられました。ありがとうございました！　また機会がありましたら、いっしょに翻訳のお仕事をさせてください！

　最後になりますが、遅々として進まない翻訳を、初めての寝返りを待つ親のようにあたたかく応援しながら見守ってくださった星和書店の石澤雄司社長、ハイハイしたての赤ちゃんのように進んでは戻る校正作業にやわらかくやさしくつきあってくださった桜岡さおりさんに心からの感謝をこめて！

　　　桜の開花とともにやってくる娘の誕生を待ちながら

　　　　　　　　　　　　　　　　　2015年3月　　山藤奈穂子

索引

8つのルール 226, 234
ADHD症状追跡尺度 171
ADHDの亜型 38
ADHDの大人 35
LD 232
MAOI 162
sluggish cognitive tempo（SCT）39
SQ4R法 239
To-doリスト 198

アトモキセチン塩酸塩 154
アルコール 153, 317
アンガー・マネージメント 279
アンフェタミン（AMP）144
育児 283, 288
依存 147, 316
一般の大人 35
遺伝 49, 50, 121
医療機関を探す 19
うつ 159
うつ病 314
運転 292
運動 241
お金 263
お金の管理 265, 267

学業 230
学習 233
学習症 232
学歴 231
過剰な行動 32
課題 239
学校 229
合併 307
合併症 15
カフェイン 241
肝機能障害 157
感情 205, 267, 278
感情のコントロール 100
休薬 167
教育 229
強迫性障害 159
金銭管理 265, 266
金銭問題 263
グアンファシン 154
グラフ 227
計画 107
ケガ 298
研究 7, 76, 78, 121, 122, 135, 139, 148, 205, 220, 231, 263, 281, 283, 284, 286, 289, 298, 299, 301, 303, 320, 323
健康診断 161
言語的作業記憶 93, 189
検査 26
更年期 168

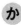

解決方法 113

コーチング　170
コカイン　321
心の声　93, 191, 266
心の目　85, 186, 265
子育て　285
ご褒美　115, 214
混合型　38
コンサータ　144
コントロール　51

細分化　211
視覚ツール　186
時間　114
試験　240
自己コントロール　52, 73, 74
仕事　245
仕事の手順　253
実行機能　52, 81
実行スキル　81
自分をとめられない　51, 52
弱点　185
重度のうつ病　165
障害　11
症状　6, 9, 10, 35, 325
衝動　32, 51, 63, 179
情報　124
職種　247
職場　260
職場の環境　251
職場の人間関係　255
処方量　165
神経伝達物質の異常を修正　136
心臓　147
診断基準　29, 325

診断面接　22
心理査定　26
心理療法　170
スケジュール　237
ストラテラ　154
性行動　300
精神疾患　307
セカンドオピニオン　40
セルフコントロール　63
専門医を受診する目安　9
躁うつ病　314
双極性障害　165, 314
双生児　50, 121
素行症　311

体重　168
多動優勢型　38
タバコ　319
チェック　3, 39, 171
チェックリスト　9, 53, 163
チック　152, 159
注意　31
中枢神経刺激薬　143
調査　8, 35
治療経過　166
ツール　219, 221, 235, 258
強み　17
データ　41
できないことリスト　67, 69
手帳　199
ドーパミン　136, 144, 155
特別支援　235
ドラッグ　321, 323

ナルコレプシー治療薬 160
ニコチン 153, 162, 241, 319
二重盲検法 130
妊娠中 148
脳 136
ノルエピネフリン 136, 144, 155

反抗挑発症 309
反社会性パーソナリティ障害 311
非言語的作業記憶 85, 185
非刺激薬 154
ヒント 237
不安 151, 159
不安症 43, 312
夫婦関係 281
副作用 149
不注意 35
不注意優勢型 38
物質使用障害 316
物質乱用 316
ブプロピオン 159
閉経 168

マリファナ 319
メチルフェニデート（MPH） 144
メモ 197
モディオダール 160
モノアミン酸化酵素阻害薬（MAOI） 157
問題 3, 53, 55, 56, 58, 59, 113, 218
問題解決 107

薬物 321
薬物乱用 156
薬物療法 16, 115, 133, 135, 234
やる気 204
やるべきことリスト 198
友人関係 289
弱さ 189
弱み 17

ライフスタイル 302
乱用 146, 316
リスト 3, 39, 198
リタリン 144
両親 50
ルール 116, 175, 178, 184, 188, 194, 202, 209, 217, 223, 226
恋愛関係 281

■著者

ラッセル・A・バークレー(Russell A. Barkley, PhD)
ADHDの研究者であり臨床家、ADHDに関する啓蒙家として国際的に知られる。バークレー博士はサウスカロライナ医科大学（Medical University of South Carolina）で精神医学の臨床教授を、またシラキュースにあるニューヨーク州立大学アップステート医大（State University of New York Upstate Medical University）の研究教授を務め、アメリカ小児科学会とアメリカ心理学会から賞を授与されているほか、多数の賞を受賞している。また、ADHDとそれに関連する障害について多数の著作を発表している。
ウェブサイト　www.russellbarkley.org

クリスティーン・M・ベントン(Christine M. Benton)
シカゴで活躍するライター兼編集者。

■訳者

山藤奈穂子(やまふじ　なおこ)
富山県に生まれる。お茶の水女子大学文教育学部卒業、文教大学大学院修士課程修了。臨床心理士。現在、病院と学校、子育てのなかで心理臨床実践中。訳書に、『支持的精神療法入門』、『オトコのうつ』、『脳をみる心、心をみる脳：マインドサイトによる新しいサイコセラピー』（以上、星和書店）がある。

＊一部下訳協力：黒澤麻美（北里大学一般教育部専任講師）第24〜29章

大人のADHDワークブック

2015年8月24日　初版第1刷発行
2021年5月13日　初版第4刷発行

著　　者	ラッセル・A・バークレー，クリスティン・M・ベントン
訳　　者	山藤奈穂子
発 行 者	石澤雄司
発 行 所	㈱星 和 書 店

〒168-0074　東京都杉並区上高井戸1-2-5
電話　03（3329）0031（営業部）／03（3329）0033（編集部）
FAX　03（5374）7186（営業部）／03（5374）7185（編集部）
http://www.seiwa-pb.co.jp

印 刷 所	双葉工芸印刷株式会社
製 本 所	鶴亀製本株式会社

Printed in Japan　　　　　　　　　　　　　　ISBN978-4-7911-0910-4

・本書に掲載する著作物の複製権・翻訳権・上映権・譲渡権・公衆送信権（送信可能化権を含む）は ㈱星和書店が保有します。
・JCOPY 〈(社)出版者著作権管理機構 委託出版物〉
本書の無断複製は著作権法上での例外を除き禁じられています。複製される場合は、そのつど事前に(社)出版者著作権管理機構（電話03-5244-5088，FAX 03-5244-5089，e-mail：info@jcopy.or.jp）の許諾を得てください。

明日からできる
大人のADHD診療

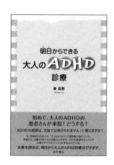

姜昌勲 著

A5判　160p　定価：本体1,800円＋税

急増する大人のADHDを診療する医療機関は少ない。本書は、5000例以上の臨床経験を基に、診療の具体的なノウハウを分かりやすく解説。明日からの大人のADHD診療の具体的な手引書である。

ADHDの明日に向かって

認めあい・支えあい・赦しあうネットワークをめざして

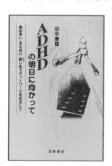

田中康雄 著

四六判　272p　定価：本体1,900円＋税

子どもの臨床経験の豊富な著者が、ADHDへの具体的な対応策をまとめた。数多くの症例やADHDの歴史、現場での対処方法、関係者間の連携のありかたなど、具体的なヒントが満載。

発行：星和書店　http://www.seiwa-pb.co.jp

ADHDタイプの大人のための時間管理ワークブック

なぜか「間に合わない」「時間に遅れる」「約束を忘れる」と悩んでいませんか

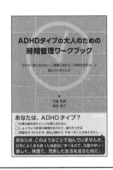

中島美鈴，稲田尚子 著

A5判　176p　定価：本体1,800円+税

いつも遅刻、片づけられない、仕事が山積みでパニックになる、と悩んでいませんか。日常によくある困った場面別に学べるので、改善が早い！　ひとりでも、グループセラピーでも使用できるように構成されています。

成人ADHDの認知行動療法

実行機能障害の治療のために

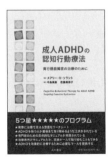

メアリー・V・ソラント 著
中島美鈴，佐藤美奈子 訳

B5判　228p　定価：本体2,600円+税

本書は、ADHDを持つ人が日常生活において時間をうまくやりくりし、整理整頓をし、計画を立てるための能力を高めることを目的とした治療プログラムを紹介する。ワークシートも豊富な治療マニュアル。

発行：星和書店　http://www.seiwa-pb.co.jp

ハイパーアクティブ：
ADHDの歴史はどう動いたか

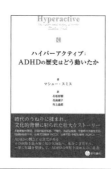

マシュー・スミス 著
石坂好樹，花島綾子，村上晶郎 訳
四六判　392p　定価：本体2,700円＋税

世界規模での時代のうねりに揉まれ、文化的背景に彩られ、ADHDの歴史がどのように動いたのか——謎解きのような面白さで描かれる。まさにADHDの歴史を描いた決定版。ADHDについて一挙に理解を深めることができる。

誰もが知りたい
ADHDの疑問に答える本

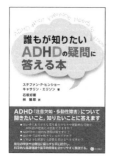

ステファン・P・ヒンショー，
キャサリン・エリソン 著
石坂好樹，林建郎 訳
四六判　328p　定価：本体1,800円＋税

ADHDの診断と治療をめぐっては数多くの論争があるが、特定の学説や治療法に偏らずに、それらを公平に、わかりやすく解説する。誰もが聞きたいADHDにまつわる疑問にやさしく答える。

発行：星和書店　http://www.seiwa-pb.co.jp